関節ウォーキングで腰痛・ひざ痛が消えた！

さかいクリニックグループ代表
酒井慎太郎
Shintaro Sakai

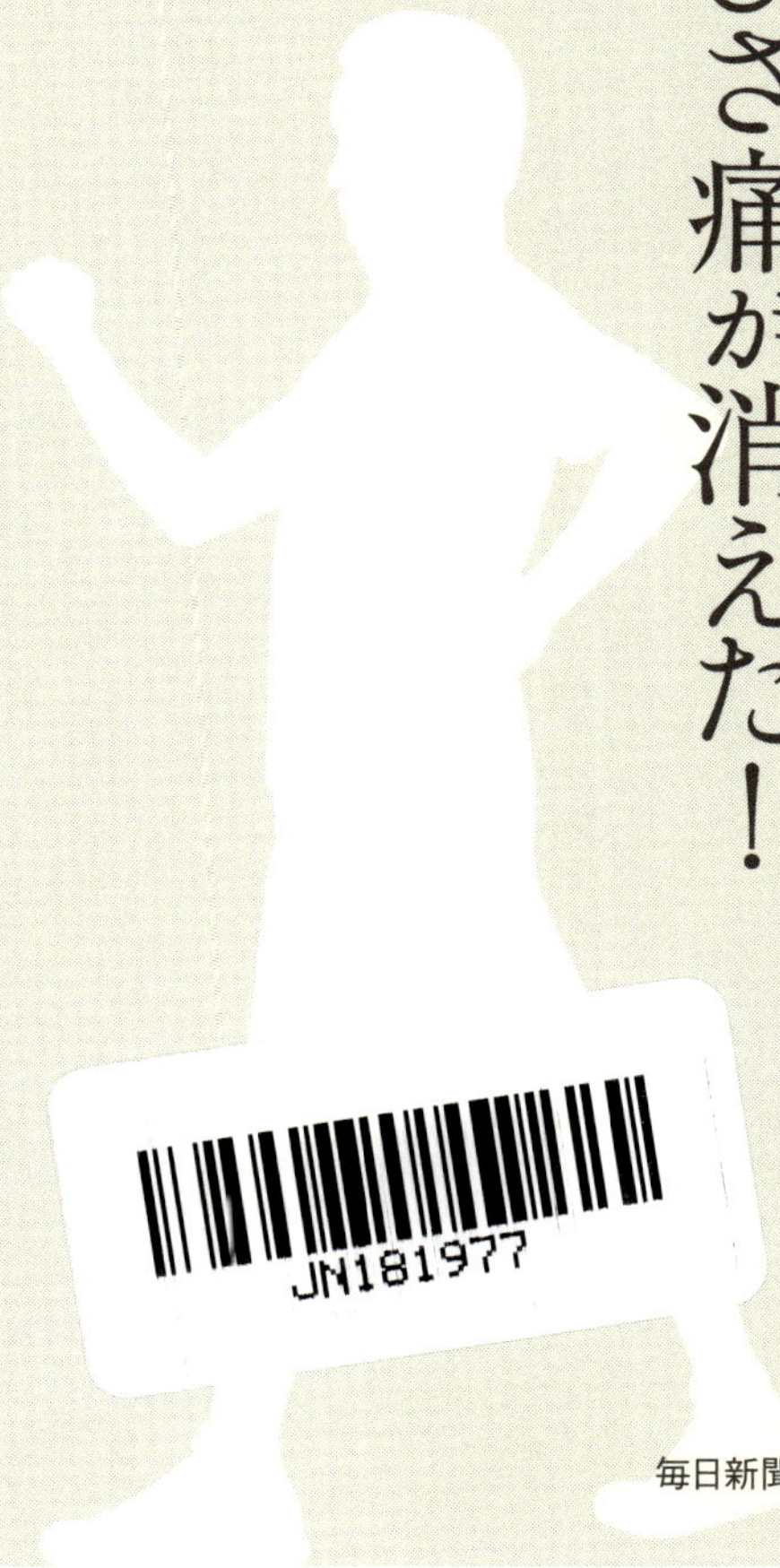

毎日新聞出版

日本人には「きちんと歩けている人」が少ない

世の中には、関節の痛みで苦労する人と苦労しない人とがいます。片や、年がら年中腰痛やひざ痛に悩まされっぱなしで、いつも足腰の具合を気にかけているような人。片や、痛みに悩まされることなどなく、かなりの年になるまで何の問題もなく足腰を動かしていける人です。

いったい、どうしてこんなに差がついてしまうのでしょう。みなさん、足腰の痛みで苦労するかしないかの分かれ目となる原因は何だと思いますか？

私は、いちばんの原因は「歩き方」にあると考えています。

「歩く」という行為は、人間にとってもっとも基本となる行動です。1年365日、歩かずに過ごす日はありません。

ただ、そのいつもの歩き方に関節に負担をかけるようなクセがあったとしたらどうなるでしょう。当然、その関節に対する負担は、何年何十年と歩き続けているうちにどんどん積み重なっていきます。そして、長い年月にわたってかけ続けられた負担が関節の機能をじわじわと疲弊させ、腰痛やひざ痛を引き起こすことへつながっていくわけです。

つまり、腰やひざなどの関節を痛める大きな原因のひとつは「歩き方の悪いクセ」。普段から関節に負担をかける歩き方をしているか、関節に負担のかからない歩き方をしているか、そのちょっとした違いが、先々痛みで苦労するかしないかの差に表れてくるわけですね。

しかも、日本人には「きちんと歩けている人」がじつはものすごく少ないのです。私が見るところ、関節に負担をかけることのない正しい歩き方ができている人は、せいぜい全体の1割程度。9割の人は知らず知らずのうちに関節に負担をかける歩き方をしてしまっています。

また、最近は健康のためにウォーキングをする人が増えていて、早朝や夕方、公園や街をせっせと歩いている方々を多く見かけるようになりました。しかしながら、そういう方々の歩き方を見ていても、自分の悪いクセを引きずったまま歩いてしまっている人がたくさんいらっしゃるのです。

後ほどくわしく述べますが、こういう誤った歩き方でウォーキングを続けていると、かえって腰やひざの関節コンディションを悪化させてしまうようになります。健康維持のために始めたウォーキングが、かえって体の機能を低下させてしまうことにつながりかねません。

実際に、私の治療院には、誤ったウォーキングを続けていたことによって腰痛やひざ痛をこじらせてしまい、苦痛を訴えて来院される方々がたくさんいらっしゃっています。こうした患者さんに話を伺うと、「自分の歩き方がおかしいこと」を自覚している方はほとんど皆無。すべての方が「自分は正しく歩いている」「何も問題なく歩いている」と思い込んでいらっしゃいます。なかには「いったい、自分の歩き方の何が悪いというんだ」というように、ご機嫌を悪くされたり憤慨されたりする患者さんもいらっしゃいます。

しかし、そういう患者さんに「正しい歩き方」「正しい重心の載せ方」「正しい関節の使い方」を指導すると、すべての患者さんが納得した表情に変わります。なぜなら、その歩き方をしたとたん、痛みが消えたり和らいだりするからです。腰やひざの痛みというものは、ほんのちょっと重心の載せ方を変えて歩くだけでも、驚くくらい症状が違ってくるものなんですね。

私の治療院では、歩き方を変え、「関節に負担をかけないウォーキング法」をマスターすることによって、腰痛・ひざ痛を克服された患者さんが数え切れないほどいらっしゃいます。とても多くの方々が正しく歩くことにより「痛むことのない足腰」を手に入れることに成功されています。

私は、この「関節に負担をかけない正しい歩き方」を「関節ウォーキング」と名づけています。

関節ウォーキングでは、1日10分、カンペキに正しく歩くことを習慣づけていきます。このウォーキング法を身につければ、背骨にしっかりと重心が載り、体の各関節がスムーズに正しく動き出します。そして、関節が正しく回り出すと、腰やひざの関節が負担から解放されて、痛むことなくなめらかに動かせるようになっていきます。

本書では、これからこうしたノウハウを、余すところなく紹介していくつもりです。

ぜひみなさん、関節ウォーキングをマスターして、腰やひざを痛みから解放してあげてください。

そして、歩くことから体をよくしていきましょう。

正しく歩き、正しく関節を回していれば、腰痛やひざ痛に悩まされることもなく、一生涯動ける体をつくっていけるのです。

さあ、歩き方を変え、関節を軽やかに回して、腰やひざの悩みとおさらばするようにしていきましょう。

目次

第２章

関節に負担をかける歩き方 負担をかけない歩き方

第3章 1日10分！関節ウォーキングにトライ！

第4章 関節ウォーキングで痛みが消えた！ 不調が治った！

第5章

一生歩ける足腰をつくる「腰とひざの関節ケア」7つのコツ

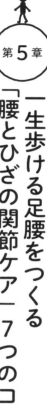

第1章

間違ったウォーキングが あなたの体をダメにする!

◎あなたのウォーキング、ひょっとして間違ってはいませんか？

健康のため、ダイエットのため、運動不足解消のために「歩くこと」を習慣にしている人はたくさんいらっしゃいます。

きっと、みなさんの中にもウォーキングを日課にしている方が少なくないことでしょう。

しかし、非常に残念なことに、とても多くの方々が大きなミスをしてしまっていることに気づいていません。間違った歩き方を続けていると、身体にかなりの悪影響が及びます。それにもかかわらず、自分の間違いに気づかないまま、日々、健康に悪い方法で歩き続けているのです。

いったい何がいけないのか。いちばん大きな間違いは「ウォーキングさえしていれば、どんな歩き方をしてもいい」と思い込んでしまっている点です。典型的タイプは次の3つに集約されます。

①「とにかく歩きさえすればいい」と、いつもの姿勢でだらだら歩いている
②歩く姿勢が悪くても、毎日一生懸命続けていればいい効果があると思っている
③歩く姿勢が悪くても、たくさん歩けばいい効果があると思っている

はっきり申し上げましょう。①〜③のような意識で歩き続けていると、そのうち腰やひざを痛めてしまいかねません。

後でくわしく述べますが、「歩く」という身体活動は、体の各関節にけっこう大きな負担をかける行為です。しかも、**自己流で身につけた歩き方には、重心のかけ方や関節の使い方にゆがんだクセがついてしまっている場合がほとんど。**そういう悪いクセがついた姿勢のまま歩き続けていると、より関節に負担をかけることとなり、腰痛やひざ痛を招くもととなってしまうのです。

たとえば、少しねこ背気味になりながら重心を前にかけて歩くクセのついている人がいたとしましょう。そういう人が①のように「とにかく歩きさえすればいいんだ」という考えでいつもの歩き方でウォーキングを始めたとしたら、日々腰やひざの関節にゆがんだ負担がかかり続けることになってしまいます。もし、②のように「一生懸命歩き続けていればいつかは効果が出るかも」と継続していたら、足腰にかかる負担は雪だるま式に増大していくことでしょう。さらに、こうした関節に負担のかかる歩き方で、③のように1日1万歩も2万歩もの距離を歩いていたら、いったいどうなるでしょう。きっと、腰やひざはあっという間に痛みという悲鳴を上げることになるのではないでしょうか。

だから、「ウォーキングさえしていれば、どんな歩き方をしてもいい」と考えるのは大間違い。こうした間違いに気づかないまま自己流で歩き続けていると、後々になって泣きを見るハメになるのです。

みなさんの場合はいかがでしょう。①〜③のような間違った考え方をしてはいないでしょうか。「たくさん歩けば歩くほど健康にいい」とがんばり続けて、そのせいでかえって腰やひざを痛めてしまってはいないでしょうか。

私は、ウォーキングのように、習慣として長く継続していく運動では、何がいちばん大切かの優先順位をしっかり見極めたうえで行うことが重要だと考えています。そして、ウォーキングでいちばん大切なのは、「歩く量」でも「歩く時間」でもなく、「正しいフォーム」を身につけることだと考えています。

要するに、歩く歩数や時間を気にするのは、関節に負担をかけない正しい歩き方をちゃんとマスターしてからにすべきだということ。正しい歩き方をマスターしていない状態のままやみくもに歩いていると、せっかくのウォーキングがまったくの逆効果になりかねないのです。

関節が疲弊したり痛んだりすると、人の体はどんどん動かなくなっていってしまいます。別に脅かすわけではありませんが、私は、**間違ったウォーキングで関節に負担をかけ続けていると、腰やひざの関節寿命を縮めて、「寝たきり」や「要介護」を近づけてしまう可能性もある**と思っています。

ですからみなさん、優先順位を見誤らないようにしてください。

とにかく、いちばん最優先にすべきは、正しい姿勢で正しく関節を動かしながら歩くこと。みなさんのウォーキングが健康にプラスになるかマイナスになるかは、どんな歩き方をするかにかかっているのです。どうせなら関節に負担をかけない歩き方をマスターして、ウォーキングの効果を最大限に引き出していくようにしましょう。

◎人間は関節が動くからこそ歩くことができる

関節は、人を動かす歯車のようなものです。

人体には頭から足の先まで400個以上の関節があります。これら大小の歯車がかみ合い、連係して動いているからこそ、わたしたちはさまざまな動作や活動をスムーズに行うことができるのです。

歩行動作も、もちろん関節という歯車なしには成立しません。

歩いているときには、頸椎関節、肩関節、肘関節、胸椎関節、腰椎関節、仙腸関節、股関節、ひざ関節、足関節など、たくさんの歯車が同時的に連係して動いています。

おそらく、こうした歯車のうち、どれかひとつでも錆《さ》びついたり動きが悪くなったりしたなら、とたんに歩き方がぎこちなくなり、歩くたびに痛みや違和感などを覚えることになるでしょう。

わたしたちは毎日の生活でごく当たり前に歩いているため、歩くたびにたくさんの歯車がつながり合って回っていることなど意識すらしません。しかし、その**一歩一歩**

の歩行動作は、こうした歯車たちの「見事なまでに息の合った連係プレー」によってはじめて成立しているわけです。

関節を健康に維持するカギは、こうした歯車をいかにスムーズに回し続けるかにかかっていると私は考えています。

後ほど改めて説明しますが、腰痛やひざ痛はもちろん、あらゆる関節のトラブルは、体の歯車の連係が悪くなって特定の関節に負担がかかるようになったところからスタートするといっていいのです。逆に言えば、普段から体の歯車をなめらかに回すように心がけていれば、歯車をいつまでも長持ちさせて関節を健康にキープしていくことができます。そうすれば、一生涯にわたって「痛むことのない足腰」をつくっていくことも夢ではないでしょう。

そして、常日ごろから体の歯車をなめらかに回していくために、いちばん注意を払わなくてはならないのが「正しい歩き方をすること」であるわけです。

つまり、人間の体は、歯車を正しく回して歩けば、痛まないようにできているのです。みなさん、まずはこのことをしっかり肝に銘《めい》じておくようにしてください。

◎知らず知らず「省エネの歩き方」をしていませんか？

みなさんは「自分は正しい歩き方で歩いている」という自信がありますか？　きっと、自信がある人も、自信がない人もいらっしゃることでしょう。

ただ、たぶん「自信がある」という方々の中には、かなりのパーセンテージで「正しく歩けていない人」が含まれているはず。じつは、本人は正しく歩いているつもりでいても、専門家の目から見ると「かなりまずい歩き方をしているなあ」というケースがとても多いのです。

たとえば、次のページのイラストを見てください。

どちらも、一見すると、そんなに問題のない歩き方のように見えませんか？　こういう歩き方をしている人、街でたくさん見かけますよね。

でも、これらも悪い歩き方なのです。

よく見るとわかると思いますが、上のイラストのほうは、頭が少し前に出ているし、上体が少し前に突っ込んでいます。背中も少し丸まり気味ですね。普段からこういう

悪い歩き方パターン①

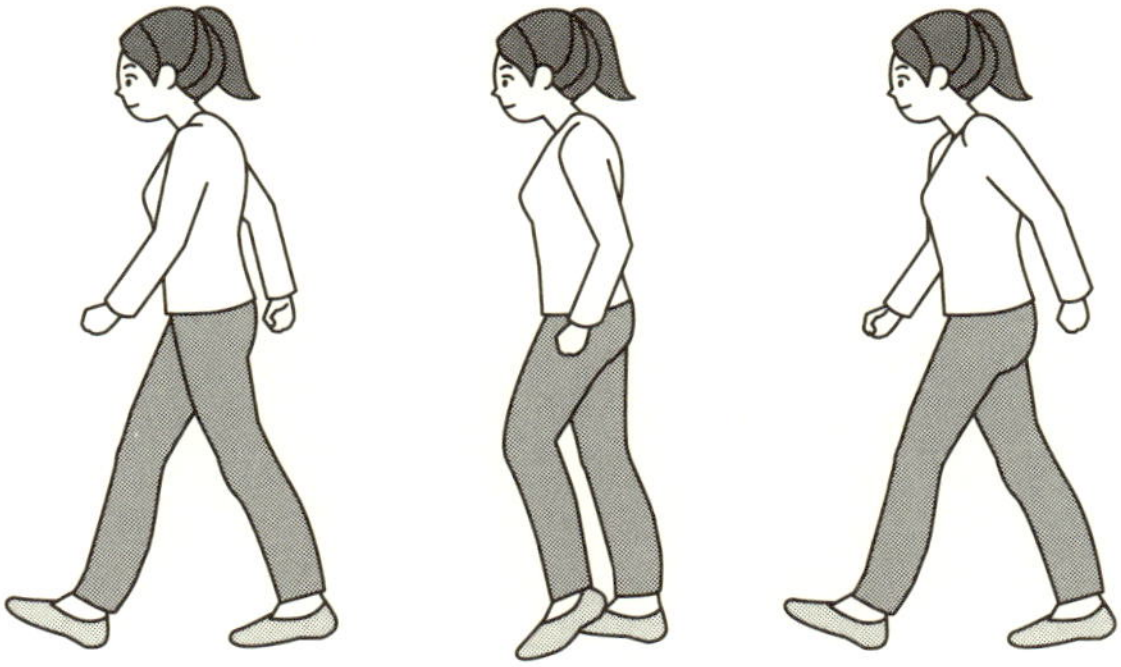

悪い歩き方パターン②

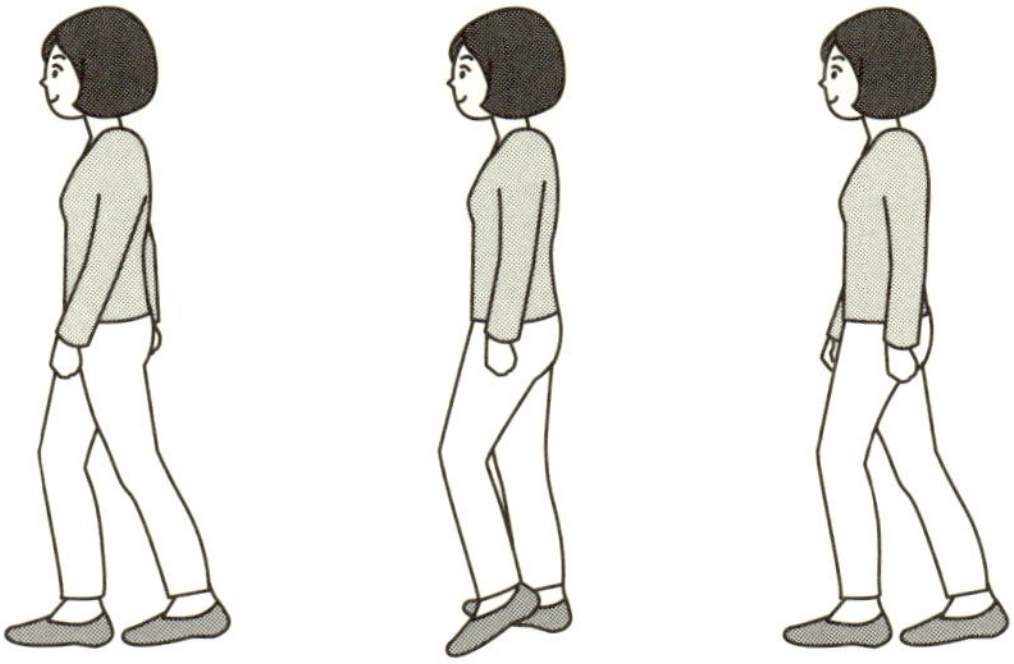

歩き方をしている人は、重心を体の前のほうにかけて歩くクセがついてしまっている証拠です。この歩き方を続けていると、肩こりや背中のこり、腰痛などを訴えやすくなります。

また、下のイラストのほうは、ひざを曲げながら、ひざから下だけを動かして歩いているような状態です。この歩き方をしている人は、お年寄りや女性に多く見受けられます。また、スマホを見ながら歩いているような人は、自分でも気づかないうちにこの歩き方をしているもの。この歩き方はたいへん足腰の関節に負担をかけやすく、長く続けていると、やはり腰痛やひざ痛などに見舞われやすくなります。

おそらく、知らず知らずのうちにこういった歩き方をしてしまっている人も少なくないのではないでしょうか。

この両者の共通点は、無意識のうちに「ラクな歩き方」をしてしまっている点です。ラクをして歩こうと思えば、体の関節はそんなに使わずとも歩けてしまいます。言わば、本来使うべき歯車を回さずに、省エネスタイルで最低限の歯車だけを回して済ませてしまおうとしているわけですね。

しかし、こういった「**省エネ歩き」のクセがついてしまうと、本来使われるはずの関節が使われず、その使われない歯車がどんどん錆びついていってしまいます。歯車というものは錆びてしまうと、がくんと動きが悪くなってしまう**もの。そして、ひとつの歯車が不調になると、その不具合が他の歯車にも影響してどんどん不調が連鎖していってしまうようになります。

さらに、こういった悪いクセがついてしまうと、だんだん体の重みを支える負担が特定の歯車に集中するようになります。すなわち、腰の歯車に負担が集中すれば腰椎関節が疲弊してくることになるし、ひざの歯車に負担が集中すれば、ひざ関節が疲弊してくることになる。これにより腰やひざが痛みという悲鳴を上げるようになっていくわけです。

冒頭でも申し上げましたが、私が見るところ、正しく歩けている日本人は1割程度。10人のうち9人は「関節に負担をかけるクセのついた歩き方」をしてしまっています。さて、みなさんは、知らず知らずのうちに「ラクな歩き方」「省エネの歩き方」をして、腰痛やひざ痛を手招きしてしまってはいないでしょうか。

◎「歯車を回す歩き方」を体に忘れさせないことが大事

「歩く」という行為は全身運動です。

正しい歩き方をしていると、全身の歯車が気持ちよく回ります。上から下までひとつひとつの歯車がかみ合ってなめらかに回っていくのです。大きく腕を振り、足をリズミカルに出しながら、関節という関節をしっかり動かして歩いていると、10分程度歩いただけで全身汗びっしょりになることも少なくありません。

汗をかくのは、正しく関節を動かして歩いている証拠のようなもの。重心を正しく載せて歯車を動かしていると、各関節の可動域が広がって体の動きがよくなっていきます。すると、普段なんとなく歩いているときとは段違いに運動効果が高まってくるもの。つまり、「歩く」という関節運動に対してちゃんとエネルギーが使われているから、汗をかくようになるわけです。

私は、関節を錆びつかせたり衰えさせたりしないためには、こういう「関節をしっかり回す歩き方」「全身の歯車を回す歩き方」を日々習慣づけていくことが大事だと考えています。

ただ、四六時中こういう歩き方をしているわけにはいきません。

仕事の移動中や買い物の行き帰りなどにこういう気合の入った歩き方をしていたら、周りからヘンな目で見られかねませんよね。それに、スーツ姿で歩いていちいち汗びっしょりになっていたら着替えるのもたいへんです。もちろん、日常の生活シーンのなかでこういう歩き方ができるのであれば、それに越したことはないのですが、実際に行うとなると、どうしても継続に無理が出てきてしまうのは避けられません。

では、いったいどうすればいいのか。

私は、**1日1回、短時間で構わないからトレーニングと割り切って「正しい歩き方」で歩くことをおすすめ**しています。

すなわち、1日10分程度で構わないから、このときだけは「関節をしっかり回す歩き方」「全身の歯車を回す歩き方」で気合を入れてウォーキングをするのです。「歩くトレーニング」で汗をかくわけですから、どうせならば、トレーニングウエアに身を包んで「いかにもウォーキングをしています」という格好で行うほうがいいでしょう。

私は、この「歩くトレーニング」を「関節ウォーキング」と名づけています。

関節ウォーキングは、言ってみれば「体の関節に正しい動き方を学習させるため」のトレーニングです。

先にも述べたように、関節というものは普段から動かしていないと、歯車が錆びつくように動きを鈍らせていってしまいます。日ごろ「省エネの歩き方」ばかりしているために、使われない関節が錆びついてしまうわけです。体の歯車というものは、使っていないとまるで正しい動き方を忘れたかのように可動域を狭めてしまうものなんですね。

だから、正しい動き方を忘れてしまわないように、普段から学習トレーニングをしていくといいのです。

関節ウォーキングを行うと、歯車をしっかり回して歩くことを思い出し、体が全身の関節を回して歩くことの気持ちよさを思い出します。このように、短い時間でいいから正しく歩いて「歯車をしっかり回す歩き方」を忘れさせないようにしていくことが大事なんですね。

日々関節ウォーキングを行って学習をしていれば、体の各歯車は「正しく動く状態」をキープし続けるようになります。もちろん、錆びついたり動きを悪くしたりすることもありません。特定の関節に負担が集中するようなこともないでしょう。すなわち、正しく歯車が回る状態をキープしていくことが、腰やひざの関節トラブルを防ぐことにつながっていくわけです。

また、**関節という歯車がうまく回っていると、健康や美容の歯車もうまく回っていくようになります。**血流がよくなって不調が解消したり、胃腸の調子がよくなったり、肌の調子がよくなったり、無駄なぜい肉が落ちてスリムになってきたりするようになるのです。

関節ウォーキングでどんな歩き方をすればいいのかについては、後の章でくわしく紹介することにしましょう。ぜひみなさん、関節ウォーキングを習慣にしていろいろな歯車をうまく回していくようにしてください。

◎人間の骨格構造は「歩くこと」に向いたつくりになっている

現代において、腰痛持ちやひざ痛持ちがこんなにも増えてしまったのはなぜなのか。その理由をひと言で表すなら、「座ってばかりで歩かなくなったから」という答えになるのではないでしょうか。

いまの世の中は「座ってさえいればいい」方向、「歩かなくてもいい」方向へと着実に流れてきています。最近はパソコンで仕事をする人が多くなり、1日のほとんどの時間を椅子に座って過ごす人も増えてきました。また、座っている時間が増えると、歩く時間が減っていくもの。中高年を中心にウォーキングをする人は増えているものの、多くの用事がメールやネットで済んでしまうようになり、生活のなかで歩くシーンは加速度的に減ってきています。

日々座ってばかりでろくに歩かないような生活を送っていると、腰や骨盤の関節に大きな負担がかかり続けることになり、足の筋肉が衰えてひざ関節にも大きな負担がかかるようになっていきます。それで、腰痛やひざ痛になってしまう人が増えてきたというわけですね。

私は、そもそも人間の骨格や筋肉のつくりは、長い時間座り続けるのには向いていないと考えています。長い間座っていると、どうしても背筋や腰椎にばかり荷重負担がかかり、全体の姿勢が崩れてしまうことになります。これは人間の骨格構造からすれば、想定外のプレッシャーがかかり続けているようなもの。きっと、人間をつくった神様も、まさかこんなにも座り続ける時代が来るなんて、夢にも思わなかったのではないでしょうか。

では、人間の骨格構造はどんな行動をするのに向いているのか。私は、「歩くこと」に向いた構造につくられていると考えています。

直立二足歩行は、人間の最大の特徴です。狩猟採集時代、わたしたちの祖先は日々歩きに歩いて獲物や果物などの食糧を探し回っていました。きっと、歩くことが得意な人は行動する範囲を広げることができ、より多くの食糧を調達することができたでしょう。だから、わたしたちの体は、より確実に生き残っていくために「歩くことに向いた構造」へと進化を遂げてきたのではないでしょうか。

ずっしりと重い頭を支えながら2本の足でバランスをとりながら歩くのは、じつはとても困難なこと。二足歩行をする人間型ロボットをつくる際も、最初のうちは2本の足でバランスをとって歩かせるのがたいへん難しかったそうです。

それにもかかわらず、わたしたちが難なく二足歩行をできているのは、非常によくできた荷重バランスシステムを備えているから。**わたしたちの関節や骨格は、頭や上半身の荷重負担をうまく逃がせる構造になっていて、奇跡としか言いようのない絶妙の設計バランスでつくられている**のです。

そして、この関節や骨格のバランスシステムは、正しいフォームで歩いてこそ、その真価を発揮するようになっている。すなわち、関節という歯車を正しく回して歩いてこそ、奇跡的バランス機能が発揮されるようにできているわけです。

このバランス機能が発揮されていれば、体の各関節が負担に苦しむようなことはありません。この機能を生かして関節に負担をかけない歩き方をしていれば、人は腰痛にもひざ痛にも悩まされることなく、一生涯健康に歩き続けていくことができるのではないでしょうか。

しかし、残念ながら、現代のわたしたちはこうした機能を使いこなせているとは言いがたい状況です。先ほども述べたように、しっかり関節を回す正しい歩き方ができている人はほんのわずかしかいません。しかも、日々の生活は、どんどん「座ってばかり」「ろくに歩かない」という方向へシフトしています。

座ってばかりで歩かないのは、人間の関節・骨格の正常な機能からすれば、健康維持にまったく逆行している行為。本来ならば、正しく歩くことで健康の歯車を回していけるはずなのに、座ってばかりで歩かない生活を決め込むことによって、健康の歯車をすっかり錆びつかせてしまっているようなものでしょう。

要するに、**みんなせっかく素晴らしい機能を備えているのにもかかわらず、その機能を使いこなすこともなく、すっかり衰えさせてしまっている**わけですね。なんと、もったいないことでしょう。

人間の身体機能というものは、普段使っていないとどんどん衰えていってしまうもの。わたしたちは「正しく歩くことによって得られる素晴らしい機能」を衰えさせてしまってはいけません。だから、その機能を失わないためにも、日々関節ウォーキングを行って「正しく歩くこと」を忘れないようにしていく必要があるのです。

◎「腰の関節寿命」と「ひざの関節寿命」を延ばしていこう

私の治療院には、毎日、腰痛や首痛、ひざ痛をこじらせてしまった方々が大勢来院されています。

来院される患者さんには、10代、20代の若い方もいらっしゃいますし、80代、90代の方もいらっしゃいます。もっとも、なかでも目立って多いのは、やはりシニア層の方々です。

腰痛で来られるのは55歳から65歳くらいの方々が中心、ひざ痛のほうはもう少し年齢層が上で、65歳から75歳くらいの方々が中心です。つまり、腰のほうはだいたい60歳前後で症状が深刻化することが多く、ひざのほうはだいたい70歳前後で症状が深刻化してくることが多い。これくらいの年齢を境に、関節にガタがきて体が思うように動いてくれなくなってくるわけですね。

私はこれを「関節寿命」と呼んでいます。すなわち、**腰のほうは60歳前後で関節寿命を迎える**ことが多いという**命を迎えることが多く、ひざのほうは70歳前後で関節寿命を迎える**ことが多いということ。あくまで目安ですが、関節が寿命を迎えると、何も手を打たなければその人はだんだん関節をうまく動かせなくなって、歩けなくなったり体を動かせなくなったりという方向へシフトしていくことになります。

なお、この関節寿命は年々短くなっている傾向があります。先ほど述べたように、**近年は座ってばかりでろくに歩かないような生活をする人が増えてきて、腰痛やひざ痛が深刻化する年齢が少しずつ早まってきている**のです。つまり、早い段階で腰やひざの歯車を錆びつかせてしまう人が多くなり、関節が早く寿命を迎えるようになりつつあるわけです。

ところが、平均寿命は年々延びています。2014年の厚生労働省の発表では、男性の平均寿命が80・21歳、女性の平均寿命が86・61歳。男女ともすでに80歳を突破して、90歳の大台に乗るのもそう遠くはないといわれています。すなわち、多くの人は、関節が寿命を迎えて歩行や移動が困難になってきた後も、何十年もの長い時間を生き続けることになるわけです。

おそらく、この何年何十年もの長い時間を「寝たきり」や「要介護」の状態で過ごす人も少なくないでしょう。

関節にガタがくると、寝たきりや要介護になるリスクは大きく高まります。腰やひざの関節が痛いと外に出歩くのを嫌がるようになり、家にこもっているうちに筋肉や関節の機能を大きく衰えさせてしまうのです。運動機能を低下させてしまったせいで転んで骨折をしてしまい、それをきっかけに寝たきりになっていくケースも少なくありません。

関節寿命は短くなっているのに、平均寿命は長くなっているわけですから、このまま何の対策もせずにいれば、平均寿命と関節寿命の「差」は開く一方となり、寝たきり状態で過ごす期間はどんどん長くなっていってしまうかもしれません。だから、わたしたちは将来寝たきりや要介護で苦労しないようにするためにも、若いうちから関節という歯車をいたわって、腰やひざの関節寿命を延ばしていかなくてはならないのです。

では、腰やひざの関節寿命を延ばしていくにはどうすればいいのでしょうか。

私は、関節ウォーキングを習慣づけるのがいちばんだと思います。

先にも述べたように、関節機能の錆びつき方や衰え方は、どんな歩き方をしているかで大きく変わってきます。日々悪いクセのついた歩き方をしていれば、特定の関節に負担がかかり続けることになり、その関節の寿命が短くなってしまうでしょう。反対に、日々正しい歩き方を意識していれば、すべての関節をスムーズに回しながら関節寿命を延ばしていくことができるでしょう。

ですから、**関節ウォーキングを習慣にして、「関節をしっかり回す正しい歩き方」「全身の歯車を回す正しい歩き方」を身につけていくべき。**そうすれば、日々なめらかに回る関節をキープしていけるようになり、腰やひざの関節寿命を長く延ばしていくことができるはずです。

きっと、みなさんのなかにも〝老後に寝たきりや要介護になったらどうしよう〟という不安を抱いている方が少なくないでしょう。でも、日々関節という歯車をしっかり回して歩き、その動きを確認していれば安心です。関節ウォーキングの習慣は、寝たきりや要介護などの将来への不安を払拭するいちばんの特効薬といってもいいのではないでしょうか。

◎〝歩き方ひとつ〟で先々の人生で大きな差がつくことに！

私は、歩き方にはその人の人生が凝縮していると思っています。

朝から晩まで忙しく飛び歩いているビジネスマンであれば、急ぎ足の歩き方がしみついているでしょう。赤ちゃんを抱っこすることの多い保育士さんであれば、子供を抱えながら体を反る姿勢がしみついているでしょうし、長年クワをふるって畑仕事をしてきた人であれば、腰を丸める姿勢がしみついているでしょう。このように、歩き方のクセには、その人が長年行ってきた仕事や習慣が如実に反映しているものなのです。

もちろん、誰にでもそういうクセはありますし、クセがついたのはその人が人生を一生懸命に生きてきた証しのようなもの。一概に否定できるものではありません。それに、長年にわたって体にしみついてしまったクセは、変えろと言われてもそうそう変えられるものではないでしょう。

ただ、そうした**姿勢のクセや歩き方のクセが関節の負担となって、体にゆがみや痛**

みをもたらす原因となっているのだとしたら、そのまま放っておくという手はありません。

では、いったいどうすればいいのか。

私は、それまでの自分の歩き方を短時間だけ「全リセット」するようなつもりで関節ウォーキングを行うことをおすすめしています。

どんな人でも10分程度の短い時間を正しく歩くくらいならできるはず。だから、そのときだけは、自分にしみついた体の動かし方のクセをすべてリセットして、カンペキに正しく歩くように努力するのです。

つまり、日常の歩き方までいきなり全部変えなくてもいいから、関節ウォーキングをするときだけは「関節をしっかり回す正しい歩き方」「全身の歯車を回す正しい歩き方」をすることに全神経を注ぐようにするんですね。

これを行うだけでも、腰やひざなどの関節の調子は大きく違ってきます。おそらく、やり始めてみれば、〝この歩き方をした後は腰やひざの調子がいい〟〝関節ウォーキングをすると体調がよくなる〟といった変化が実感できるようになってくることでしょう。

そして、こういう気持ちよさがわかるようになってきたら、関節ウォーキングをする時間を延ばしてみたり、普段の生活でも正しい歩き方を意識するようにしたりして「いい歩き方をする範囲」を広げていくようにすればいいのです。そうすれば、次第に悪いクセがとれてきて、いつも関節を気持ちよく回して歩けるようになっていくことでしょう。

私は、これをやるかやらないかで、先々の人生に大きな差がつくことになると考えます。

関節が思うように動かないと、人はどんどん「動けなくなる方向」へとシフトしていってしまいます。

腰痛やひざ痛で苦しむだけではありません。先ほども述べたように、**クセのついた歩き方をしていると、関節寿命を早く迎えてしまうことになり、「寝たきり」や「要介護」のリスクがグッと高まる**ことになります。もしもそういうふうに動けなくなってしまったら、若いうちから関節を正しく動かして歩いてこなかったことを後悔するのではないでしょうか。

私は、日々の治療において、「ライフ・イズ・ムービング」という西洋の格言を座右の銘にしています。直訳をすれば、「生きることは、動くこと」ですが、「動けてこその人生だ」「人生は動かなければ何も始まらない」といった訳し方もできるかもしれません。また、人が動くといえば「歩くこと」ですから、この「ライフ・イズ・ムービング」を「生きることは、歩くこと」「歩けてこその人生だ」といったように解釈していくのもアリだと思っています。

とにかく、スムーズに動けるかどうか、スムーズに歩けるかどうか。わたしたちが自分の人生を輝かせられるかどうかは、それにかかっていると言っても過言ではありません。そして、その輝きの度合いは、日々どんな歩き方をするかによって大きく違ってくるのです。

たかが歩き方、されど歩き方。どんな歩き方を身につけているかで人の人生は非常に大きく変わります。

私は長年多くの患者さんを診てきて確信しているのですが、いい歩き方、正しい歩き方をしている人は、体の歯車を回し、健康の歯車を回して、日々の生活の歯車もいい方向に回していける。そして、自分の人生の歯車をもいい方向へ回していくことができるのです。

ですから、ぜひみなさんも関節ウォーキングをスタートしてください。**日々のウォーキングは「ノーリスク・ハイリターン」の運動**です。1日1日、歯車が錆びついていないかどうかを確認し、1日1日、歯車を正しく動かして、自分の健康や人生の歯車をいい方向へ回していくようにしましょう。

第2章

関節に負担をかける歩き方 負担をかけない歩き方

◎自分がどんな歩き方をしているか知っていますか？

みなさんは、普段自分がどんな歩き方をしているかを知っているでしょうか。

こんなことをお聞きするのも、自分がどんな歩き方をしているのかをわかっていない人がとても多いから。自分自身が歩いている様子を自分の目で見ることはそう滅多にあることではありません。なかには「一度も見たことがない」という人も多いでしょう。

でも、ビデオカメラやスマホの動画などで撮影された自分を見ると、どのように歩いているかが一目瞭然でわかります。すると、たいていの人は、自分が必ずしも正しい歩き方をしていないことに、いまさらのように気づきます。なかには、「えっ、これが自分？」「こんなにクセのある歩き方をしてたんだ」とびっくりされる方もいらっしゃいます。

ですから、一度客観的に自分の歩き方をチェックする機会をつくるといいのです。

私は、スマホの動画機能を使って自分の歩いている様子を誰かに撮影してもらうことをおすすめしています。撮影のポイントは次のふたつです。

①いつもの歩き方で10メートルくらい歩き、その様子を真横から動画撮影する
②いつもの歩き方で数メートル歩き、その様子を真正面から動画撮影する

撮影の際は、できるだけ体をリラックスさせて、いつもの自分の歩き方をするようにしてください。「撮影している」と思うと、緊張で体に力が入ってしまい、ロボットのようなぎくしゃくした歩き方になってしまう人もいるのですが、それでは正確なチェックができません。

また、この動画撮影は関節ウォーキングをスタートした後も定期的に行うようにするといいでしょう。定期的に歩くフォームをチェックしていれば、より早く正しい歩き方を習得することができますし、フォームのクセや乱れを修正するのにも役立ちます。矯正すべきポイントは次の項目で紹介します。ぜひ動画機能を有効に活用して、正しいフォームを身につけていくようにしましょう。

◎関節行動分析の4つのチェックポイント

人の関節は、普段どんな使い方をしているかによって歯車の痛み方が大きく違ってきます。

日常的な行動をする際、どのような重心のかけ方をしているか、どのような関節の動かし方をしているかで、歯車への負担のかかり方が変わってきて、歯車をどれだけ長持ちさせられるかが決まってくるのです。

たとえば、**私は街ゆく人の歩き方を見れば〝ああ、この人は、将来腰痛で苦しむことになりそうだなぁ〟〝若いうちからこんな歩き方をしていると、早くひざを痛めることになるなあ〟といったことがひと目でわかります。**専門家の目から見れば、ほんのちょっと歩き方のクセを見ただけで、10年後、20年後、30年後の関節の痛み具合が予想できるものなんですね。

要するに、その人の歩き方や行動の仕方をちゃんと分析すれば、その人がどの関節にどれくらいの負担をかけているかがわかり、その人がどれくらい関節トラブルで苦労するかがわかるのです。

だから、歩き方や行動の仕方に悪いクセがある人は、自分の体の動かし方をちゃんと分析し、正しい重心のかけ方や正しい関節の動かし方を学んで、早め早めに矯正していくべき。そうすれば、ゆくゆく腰痛やひざ痛に悩まされるリスクを大幅に減らすことができるわけです。

このように、**普段の行動様式から関節への負担のかかり方を読んで、姿勢や体の動かし方を矯正することによって腰痛やひざ痛などの関節トラブル防止につなげていく治療体系を「関節行動分析」といいます。**

関節行動分析は、ポイントさえちゃんと押さえておけば、一般の人がセルフチェックで行っていくことも可能です。歩き方の関節行動分析であれば、前の項目で述べたように、スマホで動画撮影した歩き方を自分でチェックし、歩く際の重心のかけ方や関節の使い方を意識的に修正して、自力で正しい歩き方に変えていけばいいわけですね。

歩き方でチェックすべき重要ポイントは次の４つです。

①前後の重心のかけ方
②骨盤の前後の重心ライン
③ひざ関節の伸び具合
④体の左右の傾き具合

関節への負担のかかり方は、この4つのポイントを正しくできているかどうかでたいへん大きく違ってきます。自分の歩き方を動画撮影して、この4点をチェックして変えていくようにすれば、それだけでも大幅に各関節の動きがスムーズになるはずです。

それぞれどういう点を分析して直していけばいいかについては、次の項目から順に説明していきましょう。

ぜひみなさん、しっかり自分の歩き方を分析して、関節という歯車に負担をかけない体の動かし方のポイントをつかむようにしてください。

◎最重要ポイントは、体の後ろ側に重心をかけること

最初は、①の「前後の重心のかけ方」です。これは関節という歯車を動かしていくうえでいちばん注意すべきポイントであり、後に紹介する関節ウォーキングでもいちばんの柱となるポイントです。

人の関節の動きは、体の重心を前寄りにかけて歩いているときと、後ろ寄りにかけて歩いているときとでまったく違ってきます。結論から先に言ってしまえば、**重心は体の後ろ寄りにかけるほうがいい。**人間の歯車は、体の後ろ側に重心をかけることによって正しくスムーズに回るようにできているのです。

なぜ、重心を後ろに載せるほうがいいのか。

それは、背骨が体の後ろ側についているからです。

人間の関節は、首も、肩も、腰も、ひざも、重心がまっすぐ背骨に載ることによって本来の関節機能を発揮できるシステムになっています。ご存じの方も多いと思いますが、わたしたちの背骨は、頭や上半身の重みをうまく逃がすことができるように、

ゆるやかなS字状のカーブを描いた構造になっています。このS字状の背骨は、言わば荷重を分散させる機能を搭載した「柱」のようなもの。わたしたちの各関節は、このS字状の「柱」にまっすぐ重心を載せてこそ、ストレスフリーでなめらかに回るようになっているのです。**「柱」が荷重をうまく逃がしてくれるから、各歯車を必要最小限の負担で回せるようになる**わけですね。

そして、背骨は体のいちばん後ろ側に位置しているため、この「柱」にまっすぐ重心を載せるには、普段からかなり体の後ろ寄りに重心をかけることを意識していなくてはならないのです。

体の前に重心をかけた歩き方と、体の後ろに重心をかけた歩き方とでどれだけ負担が違ってくるのか、ちょっと写真を見ながら説明しましょう。49ページのAは「重心を前にかけた姿勢」、Bは「重心を後ろにかけた姿勢」です。

Aの姿勢で歩き続けていて負担がかかってくるのは、背中から腰にかけての脊柱起立筋と太ももの裏側のハムストリングスです。重い頭や上体が前に出ているため、それを支えるための「体の後ろ側の筋肉」が疲れてくることになるのです。そして、長

A　前寄り重心

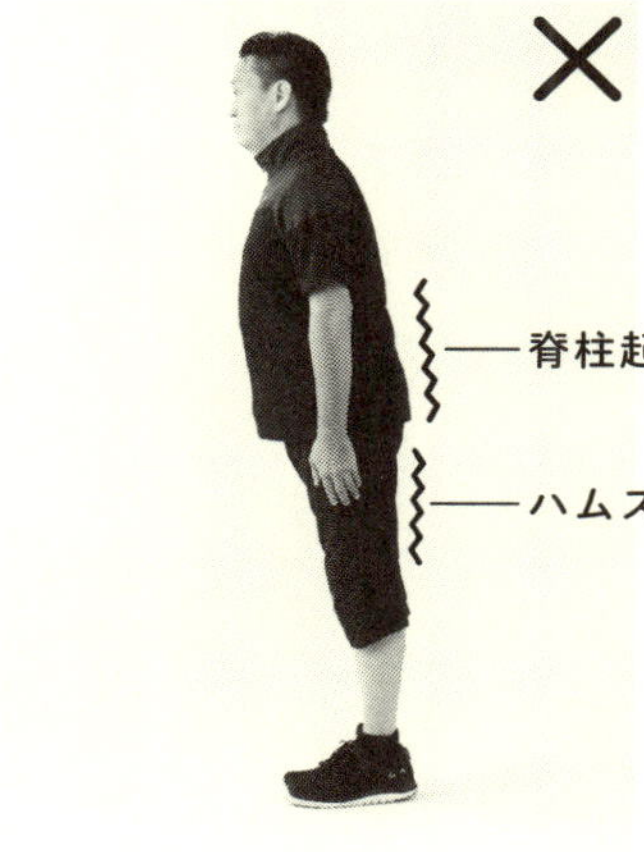

B　後ろ寄り重心

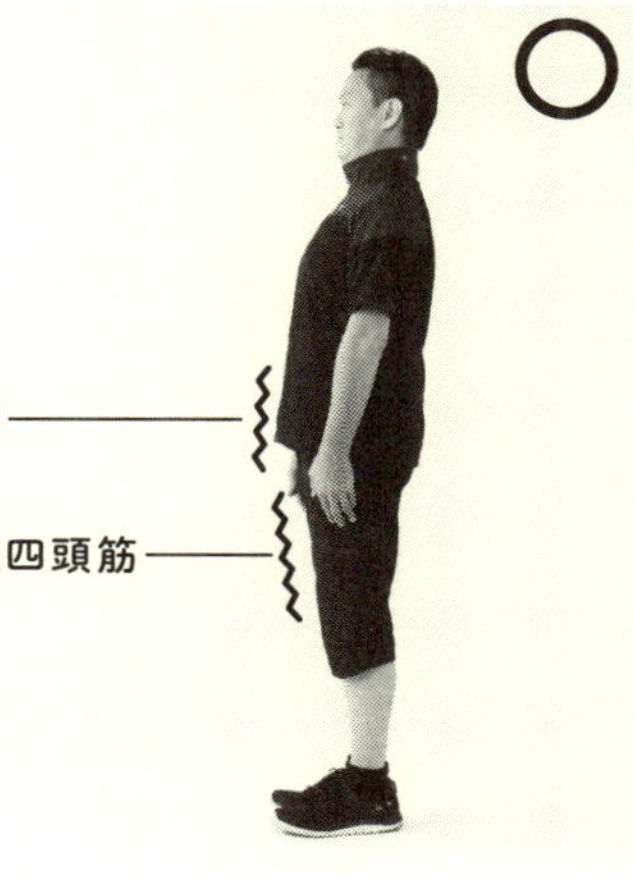

年にわたって「脊柱起立筋やハムストリングスを使った歩き方」をしていると、腰椎関節や仙腸関節（骨盤の関節）に過剰な負担がかかり続けることになり、たいへん腰痛症状が発生しやすい状態になってきます。

一方、Bのように体の後ろに重心を載せた姿勢で歩いているときに負担がかかってくるのは、腹筋と太ももの前側の大腿四頭筋です。重心を後ろ寄りにしていると、「体の前側の筋肉」を使うことになります。腹筋や大腿四頭筋をちゃんと使って歩いていると、脊柱起立筋などの腰回りの筋肉を休ませることができるので、長く歩いても腰が疲れません。それに、背骨という「柱」に重心を載せて、荷重分散機能を働かせながら歩くことになるため、腰椎関節、仙腸関節、ひざ関節などにかかる負担を最小限に抑えることができます。だから、体の後ろ寄りに重心をかけて歩くほうが体の歯車がスムーズに回り、腰痛やひざ痛になりづらいわけです。

ですから、自分が歩いている動画を見てまっさきにチェックすべきは、体の重心をどのようにかけて歩いているか。

たとえば、**「頭を前に出して歩くクセのある人」「うつむいて歩くクセのある人」「ね**

こ背で歩くクセのある人」「肩を丸めて歩くクセのある人」は、明らかに重心を前寄りにかけて歩いています。そういう人は〝自分は腰やひざの関節によくない歩き方をしているんだ〟と自覚して、普段から意識して「重心を後ろにかけた歩き方」に変えていくといいでしょう。

後で改めて述べますが、私は「重心の7割くらいを後ろにかける」ようなつもりで歩くことをおすすめしています。重心の7割を後ろに載せて歩くには、あごをしっかり引き、肩を開き、グッと腰を反らして歩く必要があります。しかも、〝これ以上反ったら後ろに倒れるんじゃないか〟というくらい後ろ寄りにシフトしなくてはなりません。極端に感じる人もいるかもしれませんが、それくらい後ろにかけてちょうどいいと思ってください。

とにかく、**「重心を後ろにかけた歩き方」は、関節行動分析の最重要ポイント。**これは、正しい歩き方を身につけていくうえでいちばんの基本となるポイントでもあります。ぜひみなさん、自分の歩き方をじっくり観察したうえで、「できるだけ後ろ寄り重心」の歩き方に変えていくようにしてください。

◎骨盤の重心が前に寄っているか、後ろに寄っているか

関節行動分析の②のポイントは「骨盤の前後の重心ライン」です。

これは、歩いているときの骨盤の重心ラインが前寄りになっているか、後ろ寄りになっているかということ。47ページの①で申し上げたように、全身の重心は体の後ろ寄りに載せたほうがいいわけですが、きっちり後ろに載せるには、骨格の土台である骨盤の位置取りが重要なポイントになってくるのです。

そして、骨盤の重心の場合は、前寄りにシフトするのが正解。**体の後ろ側にしっかり重心を載せるには、骨盤の重心ラインが前寄りにあるほうがいいのです。**見た目で言えば、この場合、腰をグッと反って、おなかを前に突き出すような姿勢が理想的となります。

これも写真で説明しましょう。53ページのCは「骨盤の重心ラインが後ろ寄りになっている姿勢」、Dは「骨盤の重心ラインが前寄りになっている姿勢」です。

C　骨盤の重心後ろ寄り

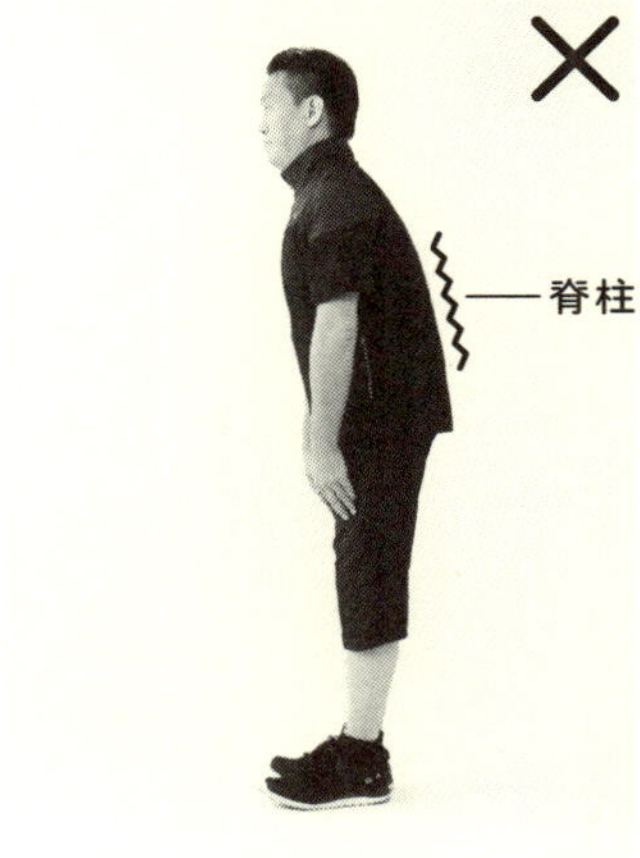

D　骨盤の重心前寄り

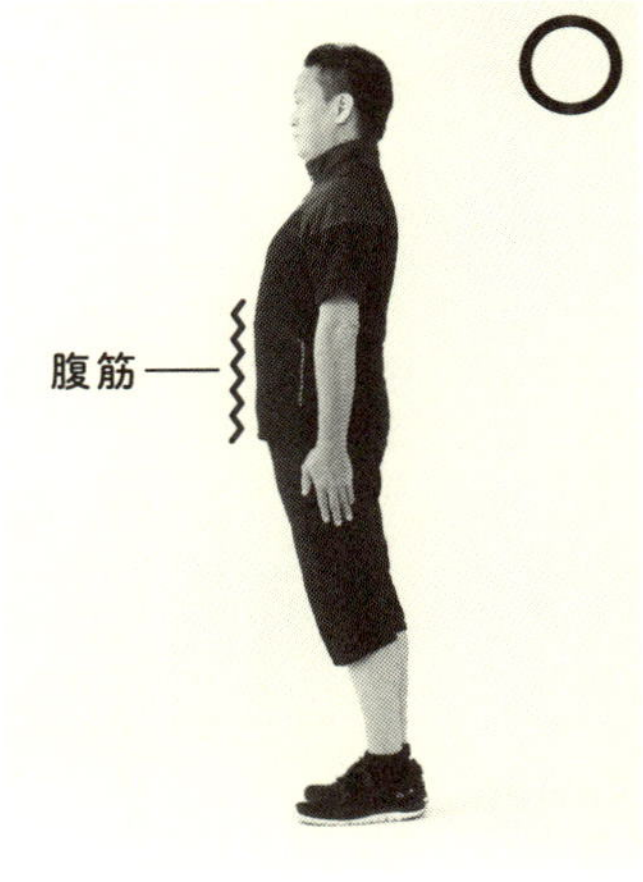

骨盤の重心が後ろ寄りになっていると、Cのようにおなかを引いてお尻を突き出したような姿勢になりがちです。腰痛持ちの人の場合、ぎっくり腰になった後などにこういうふうに腰を曲げた姿勢をとって歩いている人がいますね。

しかし、この腰を曲げた姿勢は、腰の関節にたいへん負担をかけるのです。このように腰を曲げて歩いていると、脊柱起立筋に負担がかかり腰回りの筋肉を疲弊させることになりますし、頭や上体の重みが腰椎関節や骨盤の関節にかかってくることになって、腰全体を弱体化させることにつながってしまいます。

ですから、自分の歩いている姿を動画チェックして、もし〝腰を曲げて歩いているな〟〝骨盤を後ろに引いて歩くクセがあるな〟と思ったなら、それは腰痛になりやすい歩き方だと思ったほうがいいでしょう。

一方、骨盤の重心が前寄りになっていると、Dのようなおなかを突き出した姿勢になります。これは、筋肉や関節の荷重バランスの面からすると、たいへん安定度の高い姿勢です。骨盤を前へグッと出して、体を後方へ反らせながら歩いていると、体幹部の腹筋が使われることになります。腹筋を使って歩いている分には、脊柱起立筋などの腰回りの筋肉も疲弊しません。また、**骨盤という土台に上体の荷重をしっかり載**

せることができるため、腰椎関節にもほとんど負担がかかりません。だから、腰痛になりたくないのであれば、普段から「おなかを突き出して骨盤を前寄りにシフトした姿勢」で歩くことを心がけるといいでしょう。

なお、「おなかを突き出して歩く」と言うと、太った社長さんが威張って歩くような姿を想像してしまい、あまりいいイメージが湧かない方もいらっしゃるかもしれません。でも、これはむしろ逆で、おなかを突き出して歩くほうがいいスタイルに結びつきやすいのです。

たとえば、クラシックバレエ教室やきれいな歩き方の教室などでは、「おへそから下は全部足のようなつもりで、おなかから前に出なさい」という指導をしているといいます。つまり、**体を後ろに反って、おなかから前へ出ていくほうが、荷重バランス的にも理にかなっているし、結果的にそのほうがきれいに見えるもの**なのです。それに、この歩き方を続けていると、腹筋がさかんに使われるため、おなか回りの脂肪がとれてシェイプされることにもつながります。

ぜひ、みなさんもこのポイントに注意して歩くようにしてみてください。

◎ひざ関節がきっちり伸びているかどうか

関節行動分析のチェックポイント③は、「ひざ関節の伸び具合」です。

ひざ関節にかかる荷重負担は、ひざを伸ばして歩いているか、ひざを伸ばさずに歩いているかで大きく違ってきます。ひざは体の関節のなかでも、もっとも大きな重みがかかる歯車です。**普段からどう歩いているかで痛み具合や持ち具合が決まってくると言ってもいい**でしょう。

早い段階でひざ関節を痛めやすいのは、ひざを曲げて歩くクセがついてしまっている人です。この場合、写真Eのように、ひざを「く」の字に曲げた状態のまま足を上げ下ろしして歩いているような格好になります。本来ならば、後ろの足を蹴り出すときにグッとひざが伸びて股関節からかかとまで一直線になるはず。その蹴り出しをせずに、ひざを曲げたまま歩を進めているわけですね。

なお、ひざを曲げて歩いている人は、頭や上体を前に出し、重心を前にかけて歩く傾向があります。頭や上体が前に出ると、前方へ倒れそうになる力が働くわけですが、

E　ひざが曲がっている

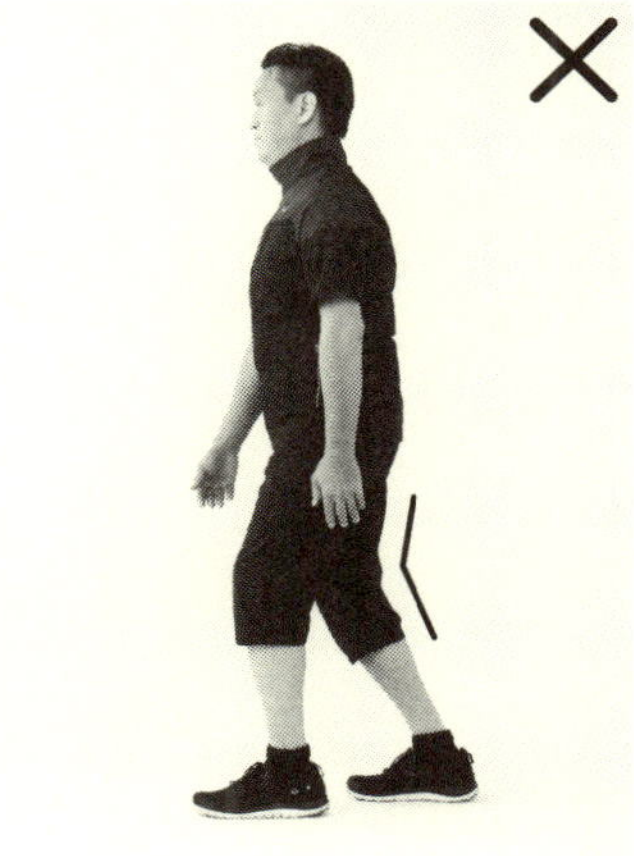

F　ひざが伸びている

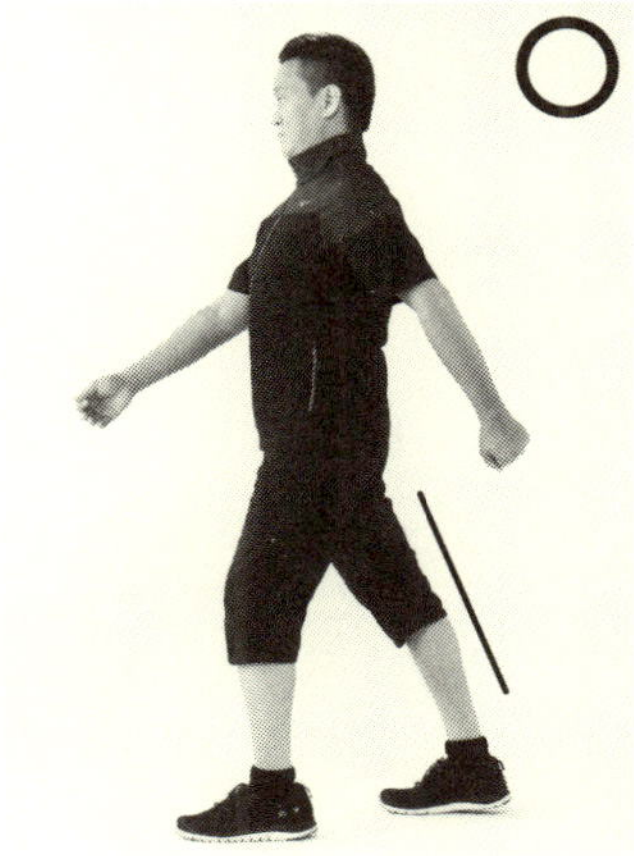

ひざを伸ばしているとより前に倒れやすくなります。だから、倒れてしまわないようにひざを曲げることでバランスをとっているのです。

しかし、**ひざを曲げた状態のまま歩くのは、非常に不安定なまま体の重みを受け止めているようなもの**であり、歩くたびに関節にたいへん大きな負担をかけることになります。これにより、ひざの歯車の衰えを早めて、ひざ痛のリスクを大きくしてしまうことになるわけです。

ですから、写真Fのように、後ろ足を蹴り出すたびにひざ関節を伸ばして歩くべき。きっと、体を反って重心を後ろにかけて歩くようにしていれば、自然にひざが伸びるようになってくるはずです。重心を体の後ろにかけていると、後ろへ倒れないようにしようと後ろ足を踏ん張るため、ひざを伸ばして歩くようになるのです。競歩の選手は一歩一歩グイッとひざを伸ばして歩いていますが、スピードは出さなくて構わないので、あのようにひざを伸ばしながら力強く地面を蹴っていくようにしてください。

最近は若い人でもひざを曲げて歩く人が目立ってきています。動画で自分のひざの伸縮状態をしっかりチェックして、正しい歩き方に変えていくようにしましょう。

◎体を左右に傾けて歩くクセにも要注意

最後の④のポイントは、「体の左右の傾き具合」です。

体を左右に傾けて歩くクセがついてしまっている人は少なくありません。人ごみなどで通行人を後ろから観察しているとわかると思いますが、首を傾けて歩いている人、体を左右どちらか一方に倒しながら歩いている人、お年寄りには肩の高さが極端に違っている人も少なくありません。また、いつも同じ側で重い鞄を持って歩いているために、鞄を支えながら歩くようなクセがついている人もいらっしゃいます。

こうした**左右どちらかに偏った歩き方を続けていると、関節にもよくない影響が表れます。**腰椎や骨盤にゆがんだクセがついてしまい、だんだん左右どちらかに荷重負担が集中するようになってしまうのです。そして、当然ながら、負担が集中する側の関節が早く疲弊してしまい、腰痛、ひざ痛などのトラブルを訴えやすくなっていくというわけです。

関節行動分析で体の左右の傾きをチェックする際は、歩いている姿を真正面から動画撮影し、左右のゆがみがないかどうかを検討していきます。首が左右に傾いていないかどうか、どちらかの肩が落ちていないかどうか、体をねじ曲げて歩くようなクセがないかどうかをチェックしてください。

また、**左右にゆがんだクセがついていると、歩いている際にどちらかの肩が前に出がちになります。**たとえば、普段から右手や右肩ばかり酷使している人は、右肩を前に突っ込むように歩いていることが少なくありません。こういう人は真正面から見たときに、右肩を下げて歩くクセがついているもの。このあたりもしっかりチェックしておくといいでしょう。

人は無意識のうちに得意なほうの側を使うものですから、左右のゆがみは誰でも多少はあるものです。**ただ、あまりに極端にゆがんだクセがついてしまうと、関節寿命を早めることにつながってしまいます。**

ぜひみなさん、できるだけ「まっすぐ歩く」「正しく歩く」ことを心がけて、左右のゆがみを少なくしていくようにしてください。そして、腰やひざの関節にゆがんだ負担がかからないようにしていきましょう。

G　左右の傾きがある

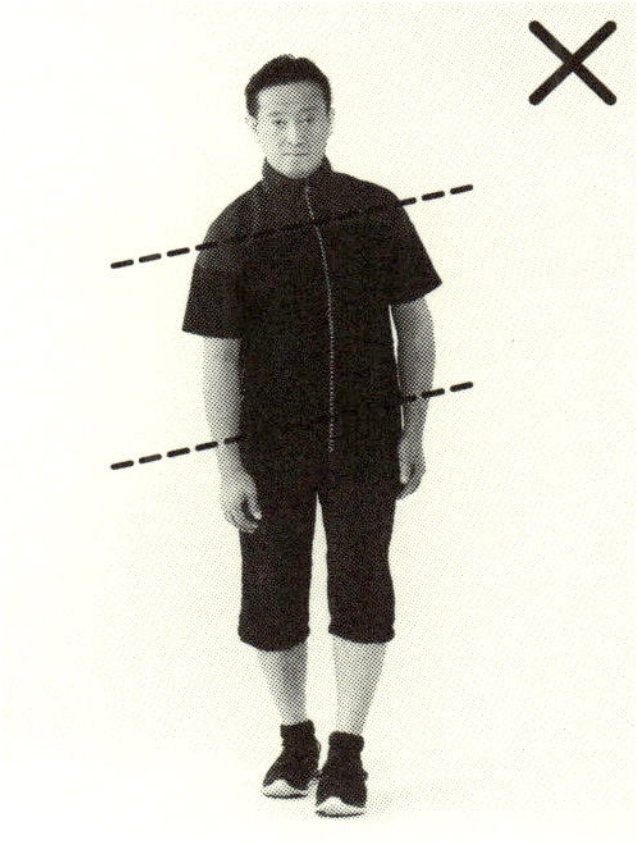

H　左右均等

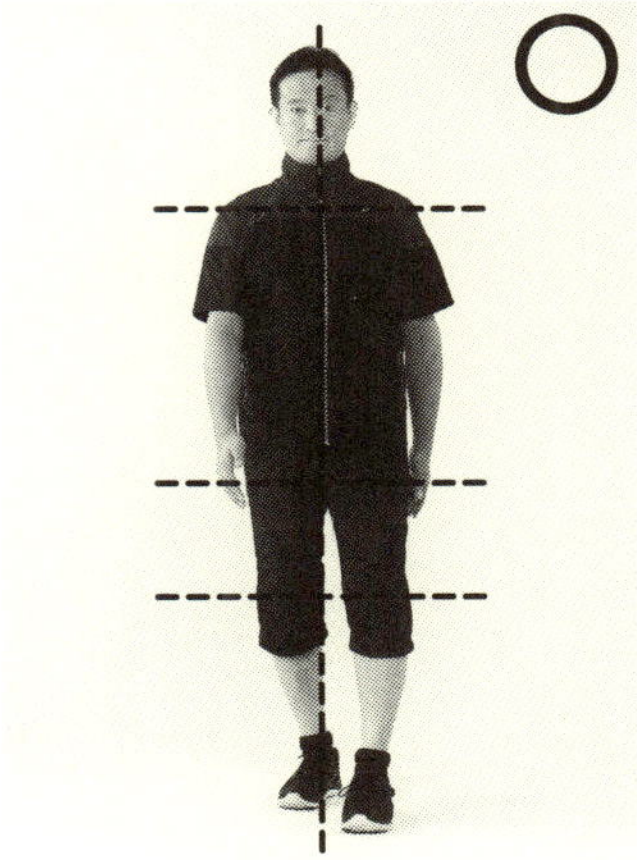

◎「関節に負担をかけない歩き方」を体に刷り込んでしまおう

関節行動分析でチェックをするべき4つのポイント、みなさん、おわかりいただけたでしょうか。

この4点に気をつけて歩くだけで、関節という歯車への負担のかかり方は全然違ってきます。きっと、**〝重心はできるだけ後ろ〟〝おなかから前に出る〟〝ひざをしっかり伸ばす〟〝体はまっすぐ〟といったように頭のなかで唱えつつ、重心バランスや関節の動きを意識しながら歩いてみると、スムーズに体の歯車が回っていくのが実感できるはず。**こうした点に注意を払っているかいないかで、ゆくゆくは関節の寿命に大きな差がつくことになるのです。

ただ、四六時中この4点を意識して歩いているわけにはいきません。「歩く」というのは基本的に無意識で行う行動ですから、ずっと注意し続けるのは無理な話だと思います。たぶん、最初のうちは4点を意識しながら歩けたとしても、時間がたつうちについつい注意を払うのを忘れてしまい、そのうちにいつもの歩き方に戻ってしまうのではないでしょうか。

では、いったいどうすればいいのでしょう。

そもそも身体動作というものは、頭で気をつけようとするよりも、ルーティンとして日々継続して、体に覚えさせてしまうほうが早く身につくものです。ですから、私は、1日1回、4点を意識して歩く習慣をつけて体に刷り込んでいく方法をとるのがいちばんいいと思います。

たとえ短い時間でも、日々4点を意識して歩くようにしていれば「正しい歩き方で歩くことの気持ちよさ」がおのずと体にインプットされていきます。また、正しい歩き方が体に刷り込まれてくると、次第に悪いクセが矯正されて、普段からいい歩き方ができるようになっていきます。

つまり、こうした「体への刷り込み」を効率的に行っていくために編み出されたメソッドが関節ウォーキングであるわけです。

関節ウォーキングのやり方については、次章でくわしく紹介します。

ぜひみなさん、これを習慣にして、「関節に負担のかからない歩き方」を身につけていくようにしてください。

そして、日々関節という歯車をなめらかに回しながら、腰痛やひざ痛に悩まされることのない体をつくっていきましょう。歩き方を変えて、90歳、100歳まで歯車を長持ちさせるようにしていこうではありませんか。

第3章

1日10分！関節ウォーキングにトライ！

◎関節の機能を最大限に引き出すトレーニング・メソッド

「ただ漫然と歩く」のと「関節をしっかり動かして歩く」のとでは、関節という歯車の回り具合や錆びつき具合がまったく違ってきます。

関節という器官は、ちゃんと動かしてさえいれば、ちゃんと動き続けるもの。普段から歯車をしっかり回していれば、いつまでもスムーズさを失わず、痛んだり錆びついたりせずに長持ちするものなのです。当然、腰痛やひざ痛に見舞われるリスクもこれによって大きく違ってきます。

関節ウォーキングは、こうした関節の機能を最大限に引き出すためのトレーニング。**〝これでもか〟というくらいに関節を正しくしっかり動かして歩くことによって、「関節のスムーズに動く力」「関節の長持ちする力」をとことん引き出していくメソッドである**わけです。

この章では、こうした力を引き出すための関節ウォーキングのやり方を具体的に紹介していくことにしましょう。

まず、歩き方のアウトラインをざっと説明します。

前の章でも述べたように、関節ウォーキングでいちばん重要なのは「体の後ろ側に重心をかける」ことです。みなさん、あごを引き、肩を開き、背すじを伸ばした状態で、できるだけ体の後ろ側に重心をかけてまっすぐ立ってみてください。この際、「重心の7割を体の後ろ側にかけるつもり」「全体重が背骨の後ろ側に載っているようなつもり」で立つといいでしょう。

そして、両腕をL字に構え、目線を上げて少し遠くを見据えつつ、体の後ろ側に重心を載せたまま、足を踏み出していきます。一歩一歩、かかとから着地して、つま先で蹴り出していってください。後ろの足を蹴り出す際は、ひざをしっかり伸ばすことを意識しましょう。また、L字に構えた腕を大きく振って、とくに後ろへ腕を大きく振るように努めてください。

最初のうちは、歩幅やスピードはそんなに意識しなくても構いません。ゆっくりした足取りで構わないので、「体のあちこちの関節がしっかり正しく動いていること」に意識を向けるようにしてください。そのうえで、正しく関節を回して歩くことに慣れてきたら、徐々に歩幅を大きくとりながらスピードに乗っていくようにするといいでしょう。

歩く時間の目安は1日10分。 ただ、この10分間、「関節を正しく動かして歩くこと」のみに集中するようにしてください。10分という短い時間、重心を背骨の後ろ側にしっかり載せて、体の歯車という歯車がすべてなめらかに動いている状態をカンペキに継続させるのです。そして、もし10分間をカンペキに正しく歩けるようになって、〝もうちょっと歩きたい〟という余裕が出てきたなら、20分、30分と段階的に時間を延ばしていくといいでしょう。

いかがでしょう。

みなさんのなかには〝何だ……10分間ちゃんと歩くくらいなら簡単にできるよ〟という方もいらっしゃるかもしれません。

しかし、たった10分とはいえ、「歩く」という行為を正しくカンペキに遂行するのは、やってみると意外に難しいものなのです。

関節ウォーキングの基本

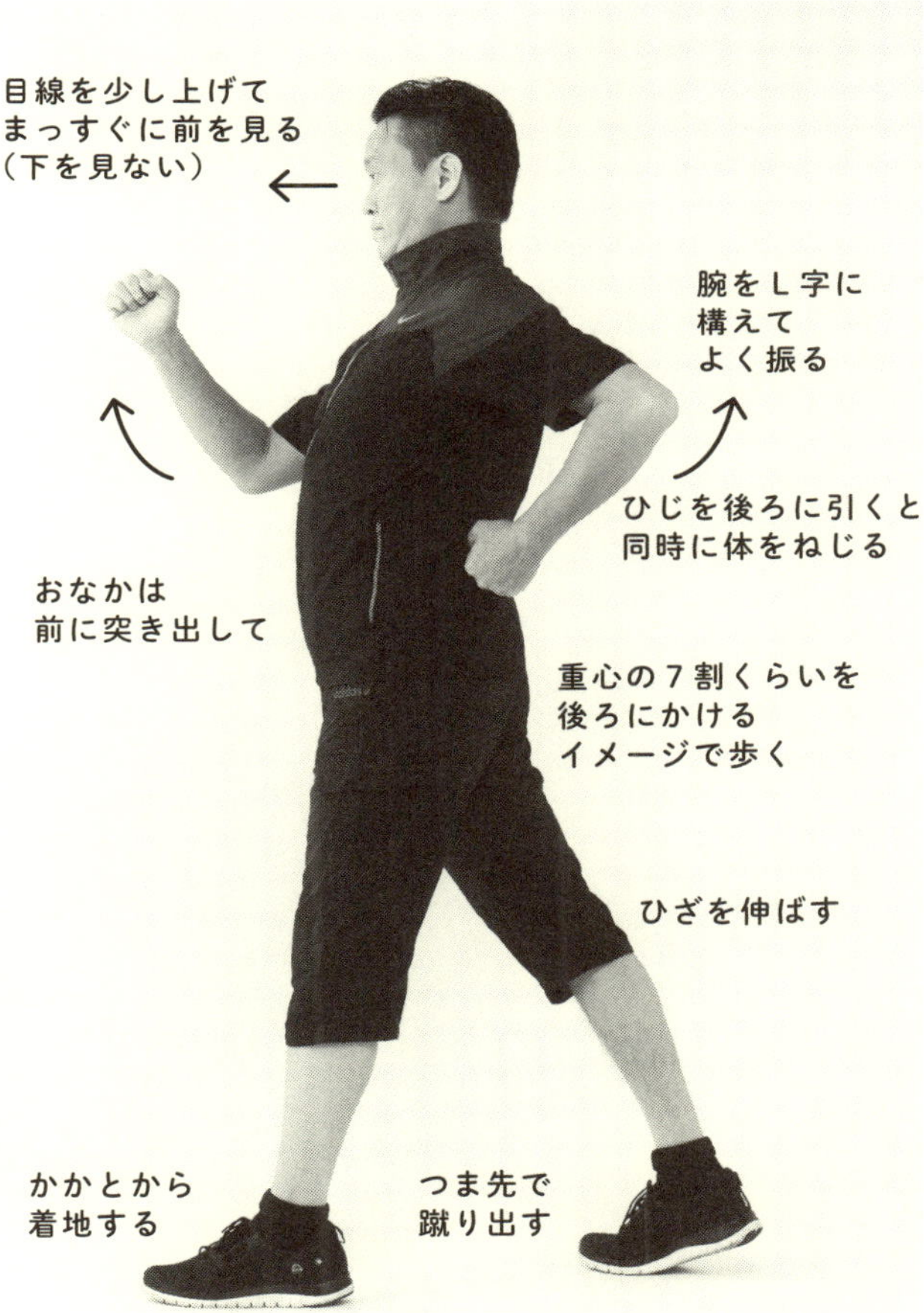

目線を少し上げて
まっすぐに前を見る
（下を見ない）
腕をL字に
構えて
よく振る
ひじを後ろに引くと
同時に体をねじる
おなかは
前に突き出して
重心の7割くらいを
後ろにかける
イメージで歩く
ひざを伸ばす
かかとから
着地する
つま先で
蹴り出す

関節ウォーキングでは、普段の生活行動ではあまり動かすことのない範囲にまで関節を動かして歩くことになります。おそらく、みなさんのなかには関節が錆びついて歯車の動きが悪くなっている方も少なくないことでしょう。そういう方々は、錆がとれてくるまでは苦労するかもしれません。

歯車の錆びついた機械が再びなめらかに動き出すには時間がかかります。それと同じように、関節の動きが悪くなってきている人が正しくカンペキに歩こうとすると、けっこうな労力がいるものなのです。とくに、普段から「省エネの歩き方」をしていたり、長年運動不足の生活を続けてきたりした方は、最初のうちは10分間歩くのがたいへんに感じることでしょう。

でも、**1日10分の習慣を続けていれば、次第に各関節の錆もとれてきて、だんだん気持ちよくスムーズに歩けるようになっていきます。**そして、慣れてくると、体が「本来の歩き方」を思い出したかのように、全身の歯車がなめらかに回るようになっていくのです。

なお、関節ウォーキングでは、何よりも歩くフォームを重要視しています。長い時間歩くよりも、長い距離を歩くよりも、まずは正しいフォームを身につけてしっかり関節を動かすことのほうが大事なのです。

正しいフォームで歩けば、関節という歯車は正しく回り始めます。そして、それが正しく回り出すと、健康や美容などの体を動かす歯車もいい方向へ回り出すようになります。

「頭」「肩」「腕振り」「腰」「足の動き」——。

関節という歯車をカンペキに動かして歩くためには、こうした体の各部位を最適のポジションにセットして、最適の動かし方をしていかなくてはなりません。それぞれの部位ごとに「こういうフォームをとれば、いちばん歯車が回りやすくなる」という動かし方のコツがあるわけですね。

ですので、ここからしばらくは関節ウォーキングの正しいフォームを身につけるポイントを部位ごとに紹介していくことにしましょう。

みなさん、ぜひ正しいフォーム、関節に負担をかけないフォームをマスターして、早く関節ウォーキングに慣れるようにしてください。関節の力を最大限に引き出して、いつまでも動ける体をキープしていくようにしましょう。

◎頭は歯車のスイッチ。背骨という「柱」の上にまっすぐ載せよう

前の章でも説明したように、わたしたちの体は荷重を分散させるためのS字状の背骨という「柱」を備えています。そして、わたしたちの関節は、その「柱」に重心をまっすぐ載せることによってスムーズに回るようにできています。

では、そういう状態にするために、歩くフォームでもっとも気をつけなければいけない点はどこなのか。

それは、頭の位置です。

そもそも、**人間の頭は全体重の10％ほどの重みがあることが知られています。** この重い頭を支えるには、体の後方にある「柱」にまっすぐ頭を載せておかなくてはなりません。

だから、あごをグッと後ろに引いて、頭を後ろ寄りのポジションにセットする必要があるのです。

ぜひみなさん、ウォーキングをするときだけでなく、普段の生活シーンにおいても、

耳の穴と肩のラインが一直線になるくらい、大きくあごを引くのを習慣にしてみてください。そうすれば、頭の位置が「柱」の真上にセットされ、全身の荷重バランスが無理なく保てるはず。この「正しい頭の位置」を心得ているかどうかで、関節の動きや痛み方が大きく違ってくるのです。

私は、頭の位置は全身の歯車を回すスイッチのようなものだと思っています。頭が前に出ていると、S字カーブの「柱」はほとんど機能しません。頭が前に出ると、「柱」にも各歯車にも〝重い頭を支えなければならない〟という責務がどっとのしかかり、その責務を果たすだけでほとんど手いっぱいのような状況になってしまいます。ところが、頭が「柱」の上にまっすぐ載ると、スイッチが「オン」になったかのように「柱」や各歯車が機能し始めるのです。

頭が背骨の上に正しくセットされると、「柱」や歯車は、まるで重い頭を載せていることを忘れたかのようにのびのびと働き出します。S字カーブの荷重分散機能が発揮されるため、「柱」もしなやかに回旋するようになるし、関節という歯車もストレスフリーでなめらかに回るようになるわけですね。歩いているときも、頭を前に出して歩いているのと、頭を正しく後ろにセットして歩いているのとでは、パフォーマンスの出来がまったく違ってきます。きっと、これまでずっと頭を前に出して歩いてきた人が「頭を正しくセットして歩くフォーム」をつかめば、〝こんなにもスムーズに歩けるのか〟とびっくりすることでしょう。

直立二足歩行を手に入れた人間にとって、「重い頭をどう支えるか」ということはとても大きな命題でした。しかし、わたしたちの遠い祖先は、背骨をS字状にカーブさせ、荷重をうまく分散させて、「重い頭を載せていても体を痛めることのないスタイル」を進化させてきたのです。

せっかくこんなに素晴らしい機能が搭載されているのですから、その機能を十分に使わないのはソンというもの。ですからわたしたちは、**歩くときはもちろん、どんなときも「あごはしっかり引いておく」「頭は後ろにセットしておく」ということをしっかり意識して行動していくべき**なのです。

頭をちゃんと「柱」に載せてさえいれば、人の姿勢は大崩れすることはありません。いつもあごをグッと引き、頭を「柱」の上にまっすぐ載せてスイッチを「オン」にして、関節という歯車を気持ちよく回していくようにしましょう。

◎肩を開くと体がしゃんとする。肩や背中のこりも大幅解消へ！

フォームの注意点は、体の上部から順に説明していきましょう。「頭」の次は「肩」です。

両肩はグッと開くのがポイント。左右の肩甲骨を背中の中央に引き寄せるような要領で肩を開くといいでしょう。両肩を開くと、自然に胸が張られ、背すじがしゃんとまっすぐに伸びます。

そして、これにより、さらに体の後ろ側に重心がかかりやすくなるのです。

頭もそうですが、わたしたちはついつい肩を前に出しがちなもの。パソコンを打ったり、勉強をしたり、料理をしたり……人間が行う仕事や作業のほとんどは、両手を前に出した姿勢で行われます。このため、**普段から意識をしていないと、体をねこ背気味に丸めた姿勢をとりがちになり、いつも両肩を前寄りに出すクセがつきやすくなる**のです。

しかし、こうしたクセを放っていたら、姿勢が崩れる一方となり、肩や腰などの関節に大きな負担がかかって、こり・痛みなどのトラブルを発生させる大きな原因となってしまいます。

ですから、関節ウォーキングでしっかり両肩を開いて歩き、肩を後ろへシフトするクセをつけていくべきなのです。両肩のポジションをしっかり後ろにシフトできると、背骨という「柱」に重心が載りやすくなり、各関節をよりなめらかに動かして歩くことができるようになります。

とりわけ、**肩の関節は、両肩を後ろへ開くことで見違えるように動きがよくなります。**肩関節は、肩を前に出していると可動域が狭まってしまうのですが、肩を後ろへシフトしていると大幅に可動域が広がるものなんですね。

それに、肩関節をよく動かしていると周辺の血行が促されて筋肉がほぐれてくるので、肩のこりや痛みが大きく改善することでしょう。また、両肩を開いて大きく腕を振って歩いていると、肩甲骨もさかんに動かすようになります。これにより、背中のこりやハリも取れてくるはずです。肩こりや背中のこりにお悩みの方は、ウォーキング時だけでなく、普段から肩を開くのを意識づけるようにしていくといいでしょう。

◎腕はまっすぐ大きく振る。とくに後ろへ大きく振るのがポイント

関節ウォーキングでは、腕をL字に構えて大きく振って歩くのも重要なポイントになります。

おそらく、普段の生活シーンでは、腕を大きく振って歩く機会はほとんどないでしょう。通勤時や買い物時にスーツ姿や普段着で大きく腕を振って歩いていたら、周りの人からヘンな目で見られかねません。でも、だからこそ、それぞれの歯車をカンペキに動かして歩く関節ウォーキング・トレーニングでは、しっかり腕を振り、肩関節を回して歩く姿勢が大切となるのです。

それに、じつは**「腕の振り方」に悪いクセがついてしまっている人がとても多いのです**。とりわけ目立つのは「L字に構えた腕を横に振って歩く人」です。とくに女性に多く、ウォーキング愛好家の中にもこの腕の振り方をしている人が少なくありません。どんなにリズミカルに腕を振っていたとしても、横へ向けて腕を振って歩いていては関節という歯車は十分に回ってくれません。心当たりのある方は、関節ウォーキ

ングを行うのを機に、腕の振り方を正しいフォームに矯正していくようにするといいでしょう。

腕振りは、体と平行にまっすぐ振るのが正解です。歩くという行為は、基本的に手足を前後に振ることにより各歯車を動かして、前への推進力を生み出していく運動です。そのためには、体幹を軸として腕を前後に大きく振らなくてはならないわけです。腕を横に振っていると、各歯車の伝達がうまくいかず、前への推進力につながりづらくなってしまうんですね。

それに、体と平行にまっすぐ大きく腕を振っていると、体幹がブレることなく、足がまっすぐに出るようになります。さらに、足がまっすぐ出るようになると、後ろ足もすっとまっすぐ伸びて蹴ることができるようになり、ピシッとしたフォームでスピードに乗って歩けるようになっていくのです。

腕を前後に振る際にとくに気をつけていただきたいのは、「腕を後ろへ引く際に力を込める」ことです。腕を引くときに、グイッと勢いよく引いていると、その反動で前へ振るときも自然に顔の高さくらいまで手が上がることになります。そうやって、

×
腕を体の前側で
横に振る

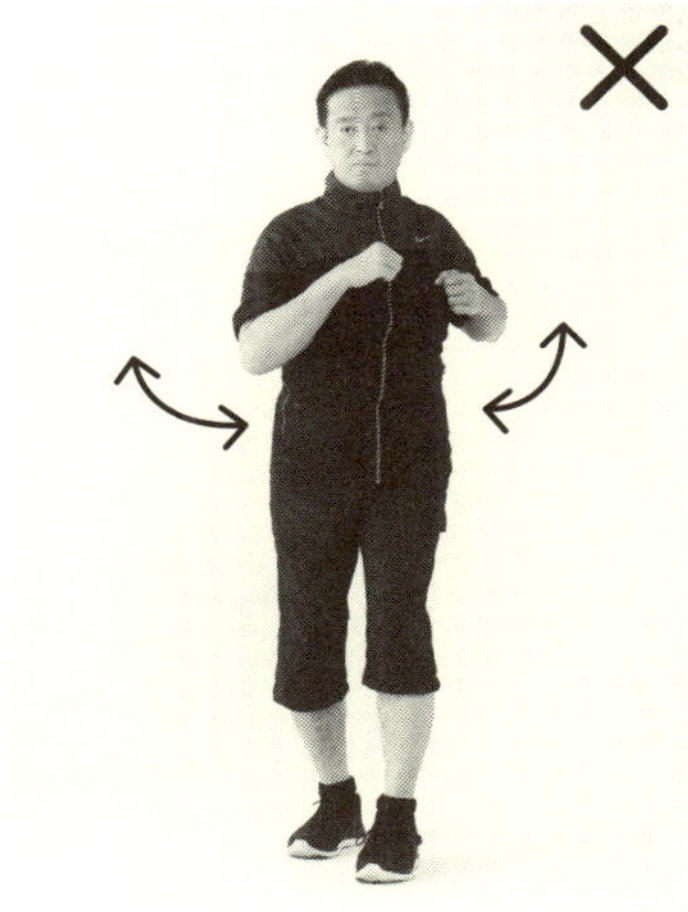

○
腕を前後に
まっすぐ振る

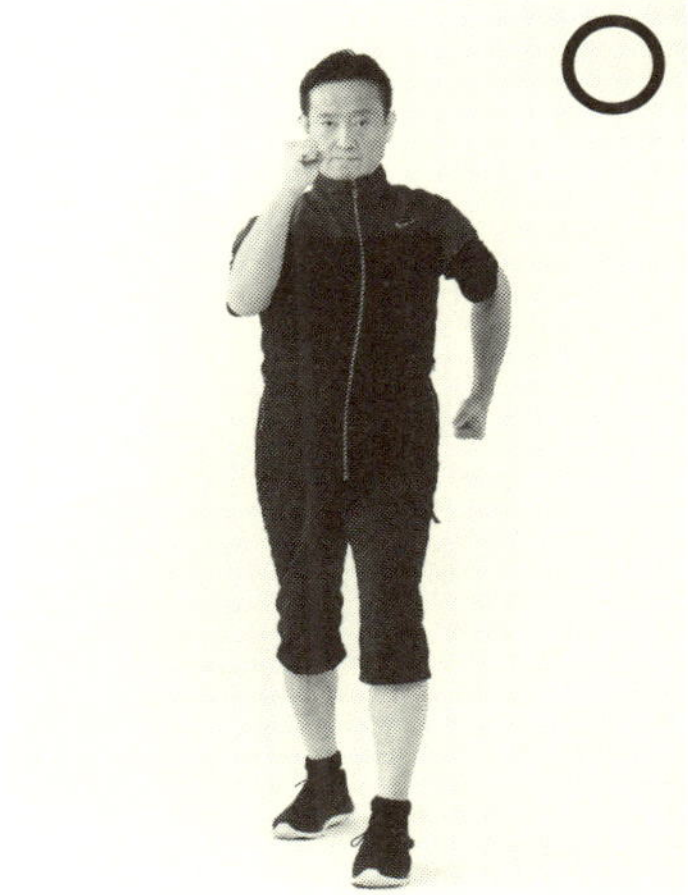

後ろに振るときに力を込めるのを意識しながら、リズミカルにテンポよく腕を振っていくのです。

みなさんも試していただきたいのですが、**後ろへ向けて力強く腕を振っていると、より体が前に進みやすくなるのを感じる**はず。じつは、ウォーキングの推進力は、後ろへ大きく腕を振るほうが高まるものなんですね。ですから、関節ウォーキングをしている10分間は、常に〝後ろ、後ろ〟と意識しながら、力強く腕を振るようにしてみてください。

これまで本や雑誌などで紹介されてきたウォーキングの記事を見ていると、足の運び方や歩く時間などに多くが割かれていて、腕振りは比較的軽視されてきた面があるような気がします。しかし、正しいフォームで歩くためには、正しくしっかり腕を振ることが必要不可欠。むしろ、腕の振り方こそがフォーム矯正のカギを握っているといってもいいでしょう。

実際に、私の元にいらっしゃる患者さんにも、腕の振り方を正しく変えただけで、歩き方が見違えてよくなる方がたくさんいらっしゃいます。それまでは「足だけを使って」パタパタと歩いていた人が、腕の振り方を覚えると、「足だけでなく全身を使って」力強く歩けるようになるのです。

そして、正しく腕を振って歩けるようになると、足だけでなく全身の歯車を回して歩くことができるようになり、腰やひざの歯車にかかる負担が減って、痛みなどが和らいでいくのですね。

ですからみなさんも、**決して腕振りを軽んじることなく、正しい腕振りフォームをマスターするようにしてください。**

別に普段歩くときは、大きく振らなくても構いません。ただ、関節ウォーキングを行う10分間だけは、カンペキに腕を振って歩くのです。トレーニングウエアに身を包んで、いかにも〝私はトレーニングしているんですよ〟という格好で歩くようにすれば、周りの目も気になりません。恥ずかしがることなく、一歩一歩、勢いよく腕を振って歩くようにしてください。

そうすれば、全身の歯車を回す心地よさを味わいながら歩くことができるはず。ぜひ、その心地よい感覚を早くつかんでいきましょう。

◎腰をグッと反って、腰椎の後ろ側に体重を載せる

次のポイントは「腰」です。前章で述べたように、関節に負担をかけないためには、骨盤を前寄りにシフトするべき。そしてそのためには、腰をグッと反っておなかを前へ突き出したようなフォームで歩くことが必要となります。

へその下やお尻の穴に力を込めるようにすると、自動的に腹筋や背筋に力が入り、腰を反らせることができるはず。その状態をキープしながら、おなかから前に進んでいくような要領で足を進めていくのです。

私がこのフォームをおすすめするいちばんの理由は、腰痛を起きにくくすることにつながるからです。

腰を反っておなかを前に突き出したフォームをとっていると、上半身の荷重がちょうど腰椎の後ろ側あたりに載るかたちになります。じつは、この「腰椎の後ろ側に体重を載せる」のが、腰痛を起こさせないための大きなポイントなのです。

次の章で改めて説明しますが、**ほとんどの腰痛は、腰椎の前側が圧迫されることに**

よって悪化していきます。前述のように、背骨は体のいちばん後ろ側についているわけですが、前かがみの姿勢、座ってばかりの姿勢をとっていると、腰椎の前側にばかり重心が載り続けることになります。そして、腰椎の前側に負担がかかり続け、腰椎の組織がいよいよプレッシャーに耐え切れなくなると、腰痛という悲鳴を発するようになるのです。

たとえば、椎間板症は、腰椎の前側の椎間板が圧迫されて起こる症状ですし、椎間板ヘルニアは、椎間板の髄核《ずいかく》が圧迫に耐え切れずはみ出てしまい、それが神経を刺激するために起こる症状です。いずれも、腰椎の前側のパーツが荷重のプレッシャーに負けた結果起こる症状といっていいでしょう。

また、私は脊柱管狭窄症もこれに当てはまると考えています。これも後で説明しますが、脊柱管狭窄症は椎間板ヘルニアを合併しているケースがたいへん多く、最近は「腰椎の前側のパーツが疲弊した結果進みやすくなる」という見方が主流になってきているのです。

だから、腰痛を引き起こさないためには、腰椎の前側にばかり荷重負担をかけないようにしていかなくてはなりません。そのためには、できるだけ腰椎の後ろ側に体重

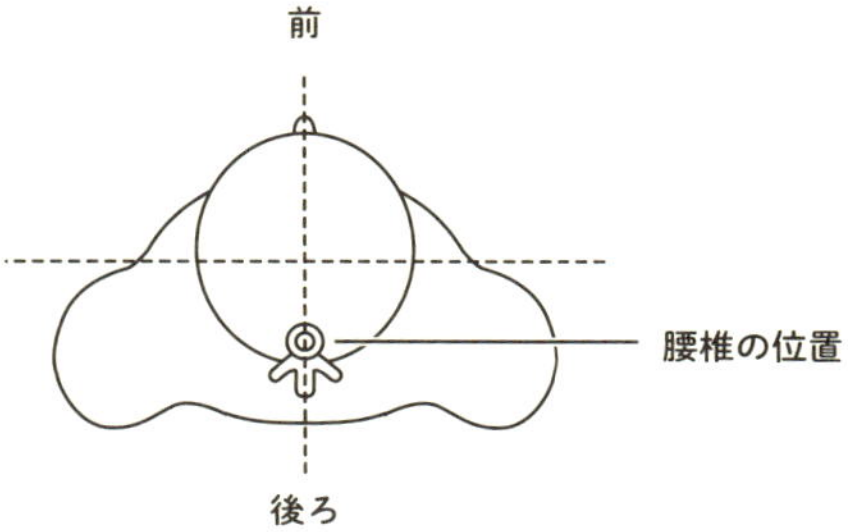

重心が体の前側にばかりかかるため、
腰椎の前側が圧迫される

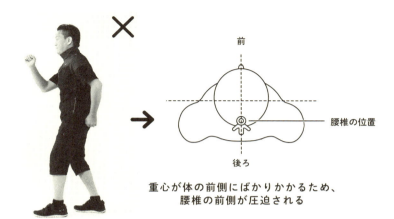

前傾姿勢のフォーム

重心が体の後ろ側にかかるため、
腰椎の後ろ側に体重が載る

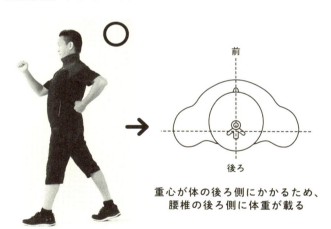

腰を反ったフォーム

を載せるように習慣づけていく必要があり、その荷重バランスを身につけるには、腰をグッと反って、**おなかを前に突き出して歩くフォームを固めてしまうのがベスト**なのです。

腰痛の症状は、腰椎への体重のかけ方がちょっとずれただけでも大きく変わってくるもの。それまで腰椎の前側にばかり重心をかけていて痛みに苦しんでいた人が「腰椎の後ろ側に体重をかけるコツ」を覚えると、それだけで大きく痛みが緩和するケースも少なくありません。

ですから、すでに腰痛に悩まされている方々も、「腰椎の後ろ側に重心を載せるコツ」を早く体得することをおすすめします。多少痛くても、関節ウォーキングを日々行いつつ、重心を腰椎の後ろに載せて歩く感覚をつかんでいくようにするといいでしょう。

きっと、日々続けていれば、〝腰を反るのと反らないのとではこんなに違うんだ〟ということが実感できるようになってくるはず。ぜひ、その感覚を大事にしながら、腰を反っておなかから前に出ていくフォームを身につけていってください。

◎股関節を伸ばして歩くと、自然にひざが伸びる

ひざ関節は、普段からよく曲げ伸ばしをしていないと、可動域が狭まって動きが悪くなってしまいます。日ごろ、ひざを「きちんと伸ばす」「きちんと曲げる」という基本動作を怠っていると、だんだん本来伸びるポイントまで伸びなくなってきてしまうのです。

とくに、ひざ関節の可動域縮小につながりやすいのが、ひざを十分に伸ばさずに歩く習慣です。これを放っていると、十分に伸び切らないところで関節が癒着してしまうようになります。しかも、ひざを曲げて歩いていると、ひざ関節に非常に大きな荷重負担がかかるため、ひざを痛めやすくなってしまうのです。

ですから、**ひざ痛になりたくないならば、ひざ関節をしっかり伸ばして歩く習慣をつけていかなくてはなりません。**長くひざ関節を使い続けていくには、ひざを伸ばして歩くフォームづくりが欠かせないのです。

関節ウォーキングでは、1日1回、〝これでもか〟というくらいしっかりひざ関節

を伸ばして歩きます。ひざを思い切り伸ばして歩くことによって、ひざ関節の癒着をとり、関節可動域を広げていくのです。

思い切りひざ関節を伸ばして歩くには、後ろ足を蹴り出す際に、股関節―ひざ―かかとのラインが一直線に伸びるのを意識するといいでしょう。股関節をグイッと伸ばすような要領で足を蹴り出すと、自然に足が一直線に伸びるはずです。

このひざを伸ばす歩き方をしていると、自動的にふくらはぎの筋肉に力が入って力強く地面を蹴り出せるようになり、勢いよく体を前に押し出す力が働きます。すると、前への推進力が大きく高まることになるので、よりスピードに乗って歩けるようになるはずです。

また、この歩き方をしていると、ふくらはぎの筋肉をさかんに収縮させることになります。よく知られているように、ふくらはぎは「第二の心臓」と呼ばれ、血流を促すポンプのような働きをしています。このポンプが盛んに収縮するため、歩いているうちに全身の血行がよくなってきます。きっと、**一歩一歩しっかり足を蹴り出して歩いていれば、10分歩いただけでも血の巡りがよくなって体がポカポカしてくるのではないでしょうか。**

きっと、関節ウォーキングのひざを伸ばすフォームが身についてくると、〝一歩一歩ちゃんと歩くと、こんなにもスムーズに気持ちよく前に進むものなのか〟ということがわかってくるでしょう。そして、その歩き方の心地よさが体にしっかりインプットされてくれれば、普段の生活歩きでもだんだんひざを伸ばす歩き方ができるようになってくるはずです。

つまり、日々関節ウォーキングを行っていれば、ひざを伸ばして歩くことを「当たり前のこと」にしていくことができるわけですね。そうすれば、ひざ関節がトラブルに見舞われるリスクが大きく下がるのは間違いありません。トラブルのリスクが下がれば、ひざの歯車を末永く健康にキープしていける可能性がグッと高まってくることになります。

とにかく、**ひざを曲げて歩くか、ひざを伸ばして歩くかで、ひざ関節の寿命は大きく違ってくる**のです。みなさん、その「コトの重大さ」をしっかり胸に刻みつつ、正しくひざを伸ばして歩くトレーニングを積み重ねていくようにしてください。

◎「後ろ」を極めてこそカンペキに歩けると心得よう

ここまで、関節ウォーキングのフォームづくりのポイントを体の部位ごとに述べてきました。

「頭」「肩」「腕振り」「腰」「ひざ」――。これらの部位をどう動かして歩けば関節という歯車をカンペキに回せるかが、おわかりいただけたでしょうか。

ところで、みなさんはこれらの部位の動かし方に共通点があることにお気づきでしたか？

その共通点は「後ろ」に注意を払いながら歩くという点です。

頭は、あごを引いてグッと「後ろ」にシフトする。両肩も大きく開いて「後ろ」に引く。腕振りをする際は「後ろ」へ引くときに力を込める。腰もグッと反って腰椎の「後ろ」に重心を載せる。そして、ひざは「後ろ」の足を蹴り出すときにしっかり伸ばすようにする――。このように、みんな体の「後ろ」に気をつけて歩くのがポイントになっています。

これはすなわち、体の「後ろ」に重心をかけて、「後ろ」のバランスに気をつけながら歩くことが、関節ウォーキングにおけるもっとも重要なカギであるということなのです。

前の章でも述べたように、関節という歯車をスムーズに回していくには、体の後ろ側に重心を載せることが大切になります。

人間の関節は、背骨という「柱」に重心を載せることで正しく回るようにできている。そして、背骨という「柱」は、わたしたちの体のいちばん後ろ側についている。だから、体の後ろ側にしっかり重心をかけ、背骨という「柱」に荷重を載せて歩くべき――というわけですね。

つまり、**「柱」にしっかり重心を載せて、各関節をスムーズに回していくには、「頭」「肩」「腕」「腰」「ひざ」などの各部位をできるだけ「後ろシフト」にして動かしながら歩く必要がある**ということ。逆に言えば、これらの各部位をしっかり「後ろシフト」にすることによってこそ、「柱」に重心を載せて各歯車を動かしていく「正しい歩き方の体勢」が出来上がるのです。

関節ウォーキングは「後ろ」がカギ！

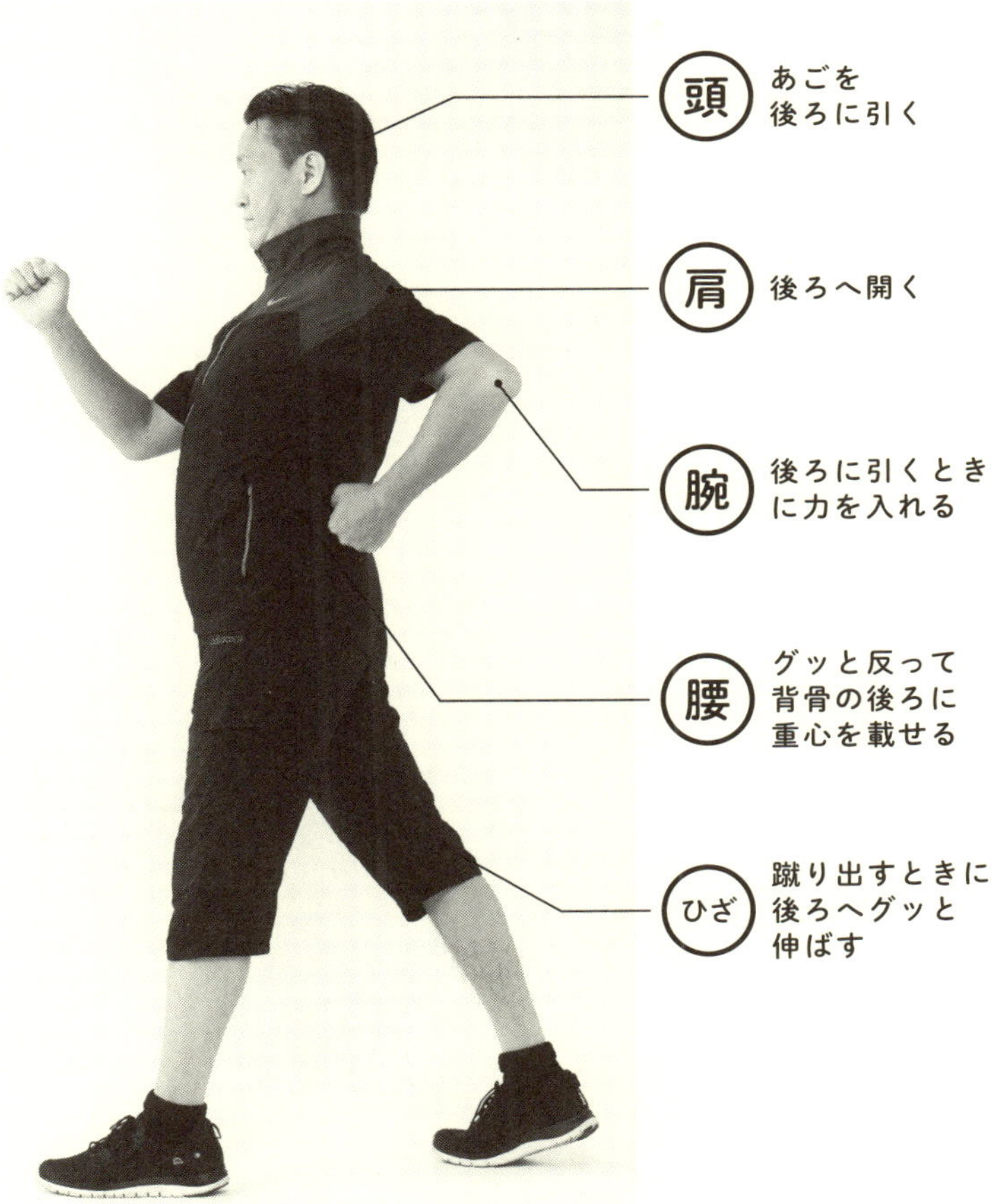

関節ウォーキングでは、「重心の7割くらいを体の後ろにかける」のを理想としています。

7割というと、普通に立っていると〝これじゃ、後ろへ倒れちゃうよ〟という怖さを感じるくらいのバランスになるはずです。でも、それくらいでちょうどいいのです。たいていの人は普段から重心を体の前側にかける体勢に慣れてしまっていて、体の後ろ側に重心をかけることに慣れていません。多くの場合、正しい位置は、頭で〝これくらいでいいだろう〟と感じる位置よりもずっと後ろなのです。ですから、**頭のなかで〝これじゃ、いくらなんでも後ろすぎるよ〟と感じるくらいが、体にとってはちょうどいいバランス。**それくらいのバランスで、はじめて背骨という「柱」にしっかり重心を載せることができると思ったほうがいいでしょう。

そして、ウォーキングをする際の「7割重心」は、意識的に後ろに重心をかけて歩きつつ、「頭」「肩」「腕」「腰」「ひざ」などの動きをすべて「後ろシフト」にすることによってこそ実現できると思ってください。

言わば、ウォーキング時の体の動きすべてを「後ろを意識したもの」にシフトできると、背骨という軸に重心がしっかりと載り、荷重を分散させる「柱」の機能が最大限に発揮され、それによって関節という関節すべてがなめらかに回り出すようになるわけです。

つまり、カンペキに関節を回して歩く極意は「後ろ」にアリ。関節ウォーキングのフォームは、「後ろ」を極めてこそ完成するのです。

だからみなさんも、関節ウォーキングをする際は、徹底的に後ろを意識して歩くことを心がけるようにしてください。常に頭の隅に「後ろ」へ注意を払う意識を置いておいて、重心バランスや各部位を動かすフォームに気をつけながら、「後ろ」「後ろ」「後ろ」「後ろ」と唱えながら歩を進めていくようなつもりで歩いてみてはいかがでしょうか。

私は、ウォーキングに限らず、人間の行うほとんどの運動は「後ろ」を極めることがポイントだと考えています。野球のバッティングも、サッカーのキックも、ゴルフのショットも、大きく前へ飛ばしていいパフォーマンスを発揮するには、体の後ろ側に重心をかけてしっかり関節を回さなくてはなりません。

もしかしたら、わたしたち人間は、「後ろの柱」にしっかり重心を載せてこそ、いいパフォーマンスをして大きく前進していくことができる生き物なのかもしれませんね。

◎簡単ウォーミングアップをすれば、歯車の回りがいっそうアップ！

関節ウォーキングを行う前は、ごく軽いウォーミングアップを習慣にすることをおすすめします。ウォーミングアップといっても、別にそんなにたいした運動ではありません。ただ、太ももを伸ばしたり、ひざを伸ばしたりして、15秒から30秒くらいストレッチするだけのごく簡単なものです。

でも、こうしたちょっとしたストレッチでも、やっておくとけっこう関節の回り具合が違ってくるもの。ウォーミングアップは、歯車をなめらかに回すためにさす油のようなもの。よりカンペキに関節を動かすためにも、次ページのようなストレッチをしてから、ウォーキングをスタートするようにしてください。

なお、**私は日々の関節ウォーキングとともに、数種類の関節ケアを習慣にすることを推奨しています。**これらを並行して行えば、腰やひざの関節をより調子よくキープしていけるはず。これらについては、第5章でくわしく紹介することにしましょう。

関節ウォーキングを行う前に簡単ストレッチ！

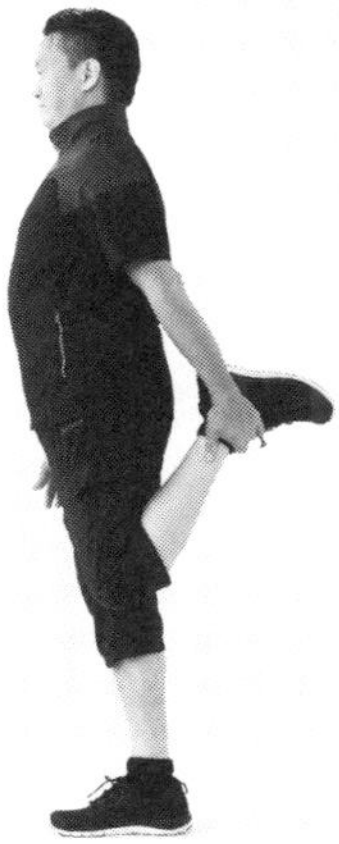

太もも前伸ばし

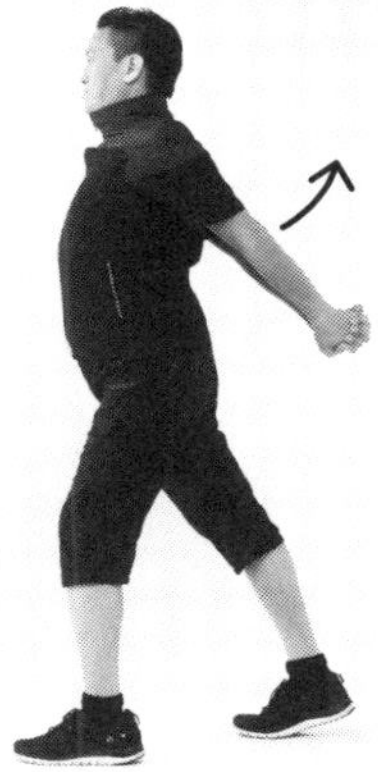

胸張リストレッチ

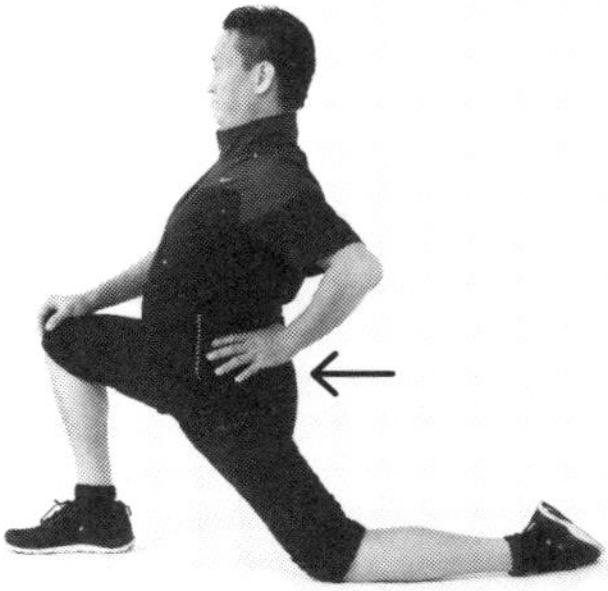

腸腰筋伸ばし

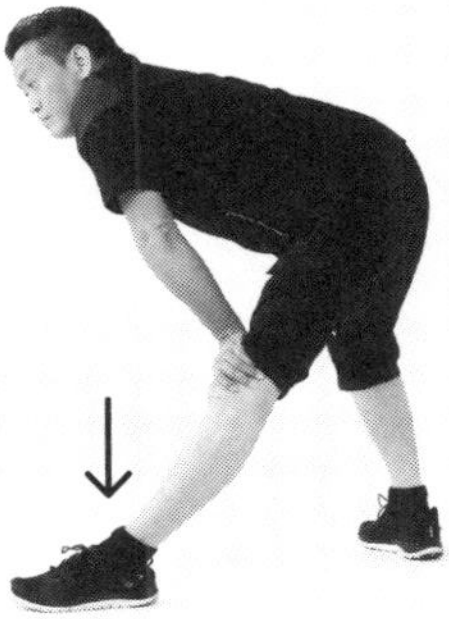

ひざ伸ばし

◎「早歩き」をするのはフォームが固まってからにする

「ウォーキングはだらだら歩くよりも早歩きをするほうがいい」「健康効果を引き出すには、早歩きをするのがいちばん」――。

ウォーキングについて述べられた本や雑誌には、たいていこのように早歩きを勧める記述があります。もちろん間違いではないのですが、私は、これに関しては少々異論を持っています。

それというのも、最初から速く歩きすぎると、フォームが崩れやすいからです。とりわけ、関節ウォーキングは「フォームが命」。歩くスピードに気をとられてフォームがおざなりになってしまっては、「関節をスムーズに回す」という目的がかなえられなくなってしまいます。

ですから、**慣れるまではあまり速く歩くことにこだわらず、ゆっくり歩くようにしたほうがいい**と思います。焦ることなく、一挙手一投足、歩くフォームにじっくり神経を注ぎながら歩くようにするといいでしょう。そして、関節を回して歩くコツがつかめてきてフォームがしっかり固まってきたら、徐々にスピードを上げて早歩きにシフトしてください。

ただ、関節ウォーキングに慣れてフォームが固まってきた後も、最初の10メートルくらいは、フォームをチェックするつもりでゆっくり歩くことをおすすめします。重心、頭、肩、腕、腰、ひざ……各ポイントの動きをチェックして、フォームを確かめてから、少しずつスピードに乗っていくようにするといいでしょう。そうすれば、より関節の動きを意識することにもなるし、フォームの崩れを防ぐことにもつながるはずです。

ちなみに、慣れてきたら、時速5・5キロメートルくらいの速さをキープできるのが理想です。もっとも、速ければいいというものではないので、時速4キロメートルくらいでもまったく構いません。

もちろん、速く、しっかりと歩けるに越したことはないのですが、**関節ウォーキングにおいて重要なのはあくまでフォーム。**そこを履き違えないようにしながら、自分に合ったペースで続けていくようにしてください。

◎1日10分。最終目標は30分にしよう

関節ウォーキングは、体の歯車に正しく回る習慣をつけさせるための学習トレーニングです。

この学習は継続が大事です。ただ、1日1回、カンペキに歯車を回して、いつもの復習チェックを済ませてしまえばそれでOKなので、そんなに長い時間は必要としません。

私は1日の日課にするのは、10分が最適だと思います。

5分でも構いませんが、5分だと歩き始めたと思ったらすぐに終わってしまい、あまり達成感が感じられません。

でも、10分間全神経を「歩く」という行為に注いでいると、けっこうやり抜いたという感覚が持てるもの。また、10分あれば、各関節を正しく動かせているかどうかをちゃんと復習チェックすることもできますし、各歯車が正しく回る感覚を脳や体にしっかりインプットすることもできます。つまり、10分間やれば、十分に意味のある

トレーニングにすることができるのです。

それに、何といっても継続しやすいのがメリット。10分であれば、忙しい朝でも時間をつくれるでしょうし、疲れて帰宅した後でも〝10分くらいならやろう〟という気持ちになるでしょう。

もちろん、悪天候の日や体調の悪い日は休んで構いません。忙しくてどうしても歩けない日もあるでしょう。でも10分なら、途切れてもすぐ元通りに続けていくことができるはずです。長い時間のトレーニングだと、いったん途切れるとやる気がガタ落ちになってしまうことが多いものですが、10分間のトレーニングであれば、体力的にも精神的にもそう負担になることはありません。だから、長く習慣として続けていけるわけですね。

ですから、みなさんも毎日10分から関節ウォーキングをスタートしてみてください。そして、**日々の10分ウォークがすっかり日課になり、〝10分ではちょっと物足りない〟〝もっと歩きたい〟という気持ちになってきたら、15分、20分と5分単位で歩く時間を延ばしていくようにしてください。**徐々に延ばしていき、最終的な目標は30分にするといいと思います。

もちろん、30分以上歩いても1時間以上歩いても構わないのですが、あまり長い時間歩いていると、フォームに対する集中力がだんだん落ちてきてしまいます。こと関節ウォーキングに関しては、「最大30分」と決めて、できるだけその時間内をフォームに神経を注いで歩くことをおすすめします。

それに、歩く時間が長くなると、どうしても日々の継続性に支障が出てきます。忙しい現代人にとって、毎日コンスタントに30分以上の時間を確保するのは、何やかやいってけっこうたいへんなもの。「毎日40分歩く」「1時間歩く」と決めてしまうと、それができなかったときに継続のモチベーションを下げてしまうことにつながりかねません。

ですから、**日々の日課としての関節ウォーキングは最大30分にとどめておいて、もしもっと歩きたいという場合は、日々の生活シーンのなかで小まめにたくさん歩くようにしていく**といいのではないでしょうか。

とにかく、いちばん大事なのは継続です。ぜひみなさん、「10分」という時間を大切にしながら、生涯にわたって関節ウォーキングを続けていくようにしてください。

◎スタイルもビシッと決めてカタチから入る

関節ウォーキングは、フォームを重視するメソッド。一歩一歩大きく手を振って、〝普段とは異なる気合の入った歩き方〟をします。

前にも申し上げましたが、この気合の入った歩き方を「通勤がてら」や「買い物がてら」に行うのはちょっとヘン。やったって構いませんが、スーツ姿や普段着姿でこの歩き方をしていたら、きっと、かなり周りから浮いて見えてしまうことになるでしょう。

ですから、私は、関節ウォーキングを実践する際は、何かのついでに行うのではなく、ちゃんとそのための時間をとり、運動着に着替えたうえで行うことをおすすめしています。

つまり、**「10分間しっかりトレーニングをするんだ」と割り切って、運動を行うための服装で歩くほうがいい**のです。

別にジャージーやトレーナー姿でも構いませんが、いまはトレーニングウエアもウォーキングシューズも、カラフルでファッショナブルなものがたくさん出ています。吸汗性や通気性にすぐれたシャツ、クッション性をアップさせたシューズなど、高機能のものも少なくありません。どうせならそういったウォーキング・ギアに身を包んで、颯爽と闊歩するようにするといいのではないでしょうか。

私は、**何事も「カタチから入る」ことがけっこう大切**だと思っています。スタイルや靴がビシッと決まっていると、気分よく歩くことができますし、ウォーキングへのモチベーションも高まります。

それに、カラフルなトレーニングウエアに身を包んで、「いかにもウォーキングをしているんです」という格好で歩いていると、だんだん〝わたしは周りの注目を浴びてかっこよく歩いているんだ〟といった得意げな気分になってくるもの。そういう気分になると、脳の〝やる気〟が引き出されて、関節を回して歩くことにいっそう身が入るようになってくるものなのです。

ぜひ、そういった華やいだ気分を大切にしながら、自分で自分を盛り上げていくといいでしょう。

◎関節ウォーキングを行うときの注意点は?

この項では、関節ウォーキングを行う際の「その他の注意点」をいくつか挙げておきましょう。どれも些細なことではありますが、無理をすると足腰を痛めることもあるので、しっかり頭に入れておくようにしてください。

【コース選びはなるべくまっすぐの道を】

ウォーキングのコースを選ぶときは、雑踏や障害物が少なく、車の通行量が少ない道を選ぶことをおすすめします。信号も少ないに越したことはありません。また、しょっちゅうくねくねと街角を曲がるようなコースよりも、なるべく一本道をまっすぐ歩けるコースのほうがいいでしょう。私のおすすめは、大きな川の土手沿いにまっすぐ道が延びているようなコース。車もないし、そういうまっすぐのコースだと、フォームや姿勢に集中して歩くことができるのです。

また、公園や競技場などのトラックをぐるぐる回るのもＯＫです。ただ、毎日景色が変わらないと単調に感じてしまうこともあるので、なるべく、四季の変化に目や耳を傾けられるような変化に富んだコースを開拓していくようにするといいでしょう。

【上り坂、下り坂は避けて平坦なコースを歩く】

正しいフォームで歩くことを第一に考えるならば、なるべく平坦なコースを選んで歩くのがおすすめ。そのほうが姿勢や関節の動きに集中できるのです。それに、上り坂や下り坂が多いと、関節や筋肉にかかる負担が増えてしまいます。通常、上り坂では足腰の筋肉にかかる負担が大きくなり、下り坂では腰椎や椎間板、ひざ関節にかかる負担が大きくなります。ですから、とくに腰やひざに不安がある方は、下り坂はコースから外しておいたほうがいいでしょう。

【シューズはクッション性の高いものを】

シューズは、ソールのクッション性が高く、足全体をホールドしているものを選んでください。ウォーキングシューズがいちばんですが、クッション性を重視してつくられていれば、スニーカーやビジネスシューズでもＯＫです。ただ、硬い靴や平べったい靴は避けましょう。ソールが薄くてクッション性の低いシューズで歩いていると、地面に着地する際の衝撃がダイレクトに椎間板にかかってきて腰などの関節を痛めることもあります。ちょっとしたクッション性の違いでも、椎間板にはけっこう大きく響いてくるものなのです。

【靴底の減り方に気をつける】

いつも履いているシューズは、定期的に靴底をチェックして、その減り方に気をつけるようにしてください。たいていの場合、靴の外側が先に減るのですが、あまりにすり減り方がひどいと、歩行フォームに微妙な影響が出てくることもあります。ある程度減ってきたら、新調するようにしましょう。

【コンディションが悪いときは無理をしない】

体調がすぐれない日は、無理して歩こうとしないほうがいいでしょう。悪天候の日や酷寒・酷暑の日も、がんばろうとせずに休むほうがいい。とりわけ、関節に痛みを抱えている方は無理は禁物です。そういう方は、その日の自分のコンディションに十分注意を払うようにしてください。きっと、ほんの数分も歩けば〝今日は体のキレがよくないな〟とか〝今日はだいぶ腰にハリがあるな〟といった調子がわかるはずです。そして、調子が悪ければ早めに切り上げるようにしましょう。

【水分を補給してから歩く】

関節ウォーキングの前後は、必ず水分を補給するようにしましょう。とくに、夏場は熱中症の危険があるので、のどが渇いていなくても水分を摂取してから歩く習慣をつけておくようにしてください。それと、暑い季節は日中の運動を避け、朝夕の涼しい時間帯に歩く心がけも必要です。

また、冬場は、しっかり防寒対策をしてください。寒い日は、腰やひざの内側などに使い捨てのカイロを貼って歩くようにするといいでしょう。関節の動きは冷えると悪くなりますし、腰痛やひざ痛も冷えると悪化しやすくなります。早朝や夜などの冷え込む時間帯はなるべく避け、あまりに気温が低い日は無理をせずに歩くのをお休みするようにしましょう。

◎「生活歩き」は小まめにたくさん。1日8000歩を目標に！

私は、一生痛むことのない関節をキープして、いつまでも動ける体をつくっていくためには、日々「ふたつのウォーキング」を継続させていく必要があると考えています。

ふたつのウォーキングとは、「関節ウォーキング」と「生活歩き」のこと。これまで述べてきたように、関節ウォーキングは1日10分、関節という歯車をカンペキに動かして歩く習慣です。そして、「生活歩き」とは、それ以外の時間、日常の生活シーンのなかで普通に歩く行動のことを指します。

ここでは「生活歩き」について述べておくことにしましょう。

私は、基本的にウォーキングに関しては「量」よりも「質」を重視しています。つまり、**「たくさん歩く」よりも「姿勢よく歩く」ほうが大事**だということ。ただし、これは決して「たくさん歩かなくてもいい」というわけではありません。とくに「生活歩き」の場合は、仕事や家事などの生活シーンのなかで歩数を稼いでいったほうがいい。なるべく小まめにたくさん歩いたほうがいいのです。

それに、ウォーキングの健康効果を引き出すためには、日常的にある程度まとまった歩数を歩かなくてはならないとされています。多くの医学研究により、肥満解消、血流促進、高血圧予防、血糖値降下、心肺機能アップ、動脈硬化予防などの効果をウォーキングで引き出していきたいなら、1日に8000〜1万歩の歩数を歩く必要があるとされているのです。

もっとも、1万歩を毎日欠かさずクリアするとなると、少々ハードルが高くなってくるので、私は最低限の8000歩をクリアすればそれで十分だと考えています。ですから、**「生活歩き」のほうは、1日に8000歩を目標に歩く**ことをおすすめします。

この1日8000歩という目標をみなさんはどうお感じでしょう。「こんなにたくさん歩かなきゃならないのか」と感じるでしょうか。それとも「こんなに少なくていいのか」と感じるでしょうか。

ただ、目標クリアに自信がない人も、そう心配することはないと思います。

この8000歩は、1日の生活時間で歩いた歩数すべてをカウントに入れた数字です。通勤で歩いた歩数や会社で歩き回った歩数、スーパーでの買い物で歩いた歩数などをすべて足していって8000歩に達すればいい。もちろん、関節ウォーキングで歩いた歩数もカウントに入れて構いません。一日中歩数計を身につけているとわかりますが、こういった生活シーンのなかの〝ちょっとした歩数〟をいちいち加算していくと、1日の終わりにはけっこうな歩数になっているもの。たぶん、普通に会社に行ったり家事をしたりしている人であれば、いつもの生活に加えて「もうちょっと小まめに歩くようにする」くらいの心がけで十分に8000歩をクリアできるのではないでしょうか。

ですから、メールで済む用事だけどあえて足を運んでみたり、空いた時間に近くを散歩してみたり、少し遠くのATMへ歩いてお金を下ろしに行ってみたり、といったように、なるべく意識的に歩く習慣をつけて、小まめに歩数を積み重ねていくことをおすすめします。そうすれば、「チリも積もれば山となる」の方式で歩数が加算されていき、コンスタントに目標をクリアすることができるようになっていくはずです。

それに、最近の研究では、**ウォーキングは「歩きだめ」が可能**なことがわかっています。たとえば、6000歩しか歩けなかった日があったとしても、次の日に2000

0歩プラスで1万歩歩いて挽回すればいいし、反対に、今日は1万3000歩も歩いたという日があれば、5000歩分の貯金ができたことになるので、翌日は3000歩しか歩かなくてもいいことになります。要するに、**日によって歩いた歩数に多少デコボコがあったとしても、「1日平均8000歩」をクリアしていれば、それでOKなのです。**

ぜひみなさんも、平均8000歩をクリアできるようにがんばってみてください。「関節ウォーキング」と「生活歩き」は、関節という歯車をいつまでも動かし続けるための「両輪」です。どちらか一方だけではダメ。両輪ともそろってはじめて「一生痛まない関節をつくっていくための歯車」が動き出すと思ってください。さあ、ふたつのウォーキングを習慣づけて、日々一歩一歩歩きながら、いつまでも動ける体をつくっていくようにしましょう。

第4章

関節ウォーキングで痛みが消えた！　不調が治った！

◎軽い腰痛なら、歩くだけで治せる!

これまで見てきたように、腰痛やひざ痛は歩き方と密接に関係しています。間違った歩き方を放っていたら、関節に負担がかかり、症状は悪くなるばかり。そうなりたくないのであれば、関節ウォーキングを取り入れて正しい歩き方を身につけていかなくてはなりません。

ただ、ここまで紹介してきた関節ウォーキングはあくまで基本型です。

腰痛の人やひざ痛にお悩みの方には、〝基本にこのポイントをプラスするといいですよ〟という歩き方があります。言わば、関節ウォーキングの応用バージョンとして、腰痛の人には「腰痛の人のための歩き方」、ひざ痛の人には「ひざ痛の人のための歩き方」があるのです。

この章では、こうした「プラスポイント」を紹介しながら、どのような歩き方をすれば解消することができるのかを見ていくことにしましょう。

まずは、「腰痛の人のための歩き方」です。

腰痛の人のためのいちばん大事なプラスポイントは、「腰をひねる動きを加えること」です。

たとえば、競歩競技の選手はみんな、腰をさかんにひねって〝骨盤を動かしながら足を運ぶ〟歩き方をしていますよね。あのように、腰をひねり、骨盤を動かしながら歩くといいのです。

ひねって歩くと、どうして腰痛に効くのか。

それは、このひねりが骨盤の仙腸関節を動かすことにつながるからです。

仙腸関節は骨盤の仙骨の左右にある関節で、上体の荷重負担を受け止めるクッションのような働きをしています。そして、じつはこの仙腸関節が腰椎の動きに大きな影響を与えているのです。

両者の関係性をごく簡単に説明すると、仙腸関節の動きが悪くなると、腰椎にかかる負担が大きくなって腰痛になりやすくなる。仙腸関節の動きがよくなると、腰椎にかかる負担が少なくなって腰痛が回復しやすくなる——ということになります。仙腸関節と腰椎はセットで荷重負担を分け合っているようなところがあり、仙腸関節の機能が落ちてくると、腰椎にかかってくる重みの負担がぐっと増してしまうことになるんですね。

ですから、**歩く際に腰をひねって仙腸関節を刺激するといい**のです。

もともと仙腸関節は歩くたびに微妙に動いているものなのですが、腰をひねる動作を加えると、関節部がより大きく動くことになります。それが仙腸関節の可動域をキープすることにつながっていくわけです。

また、仙腸関節を普段から動かすようにしていると、クッション機能がよく働くようになって、体の各関節の歯車がスムーズに回っていくようになります。仙腸関節は全身の関節の〝要〟となる存在です。仙腸関節の動きをよくしておくことは、全身の歯車の動きをよくして、体の動きを全体的によくしていくことにつながっていくといってもいいでしょう。

なお、具体的な腰のひねり方ですが、ウォーキングをする際、腰が痛いほうの側を後ろへ引くようにしながらひねるといいでしょう。

腰が痛い人のための歩き方

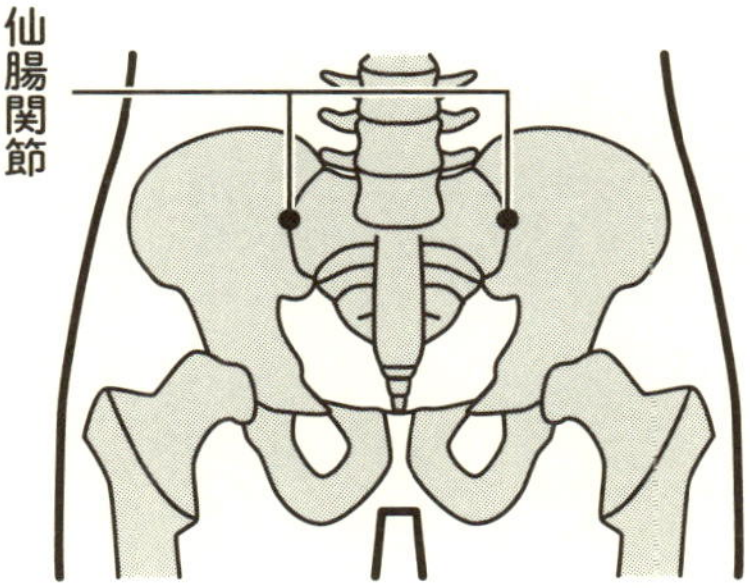

仙腸関節を
よく動かすのが
ポイント！

腰の左側が痛いとき

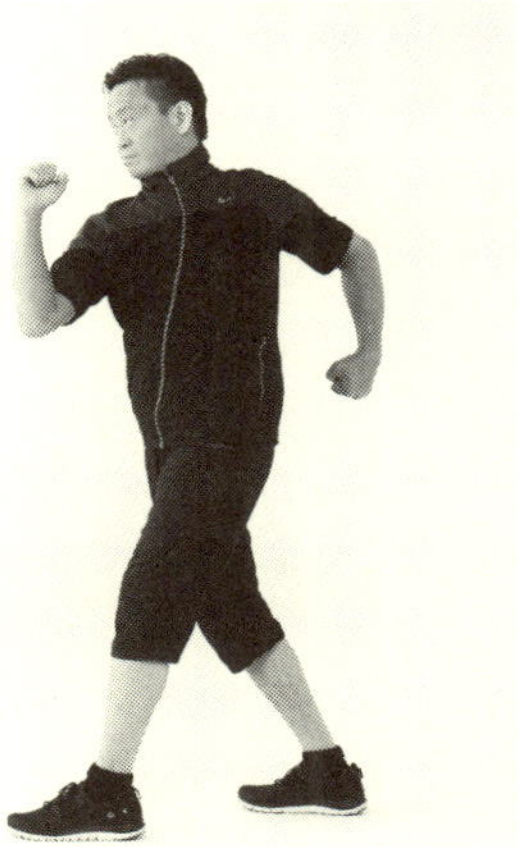

腰の左側を大きくひねる

腰の右側が痛いとき

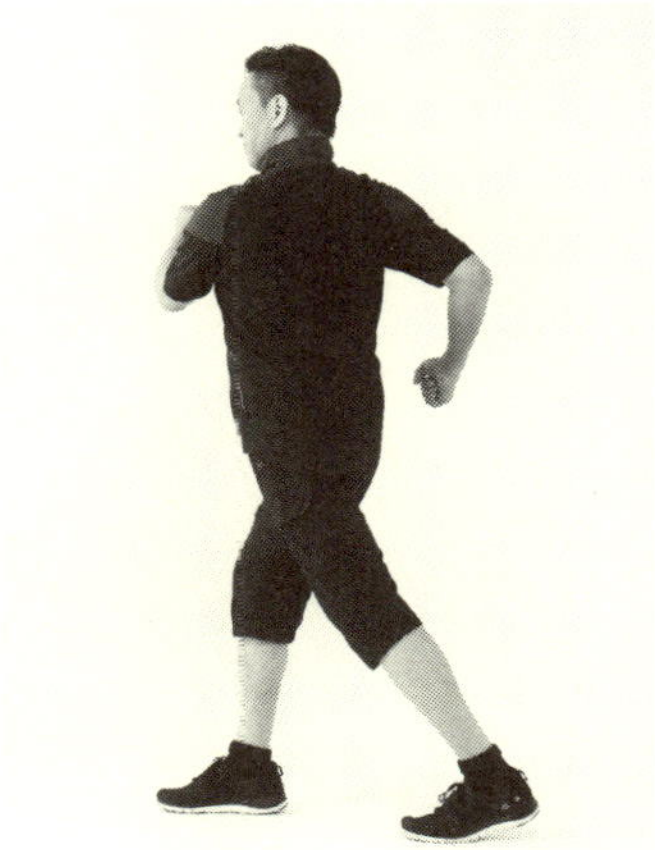

腰の右側を大きくひねる

腰の右側が痛い人であれば、右の腕を後ろへ強めに引くのと同時に腰の右側を後ろへひねりながら歩くのです。常に右を後ろへ強めに引くこと意識しつつ、何分かに一度、右半身を深くグイッとひねるようにしていくといいでしょう。同様に、左側が痛い人は左を後ろに引くようにしてください。

腰痛持ちの方の多くは、いつも自分の痛みが腰のどちら側に出るかだいたいわかっているはず。**「痛むほうの側を後ろへひねる」をキーワードとして、日ごろから歩き方に気をつけていくといい**でしょう。

普段の関節ウォーキングにこの「腰ひねり」をプラスしていけば、軽めの腰痛であれば、歩くだけで治ってしまうことが少なくありません。たとえば、「腰が疲れる」「腰が張る」「腰のあたりが重だるい」「腰にずっと鈍い痛みがある」というくらいの症状であれば、「腰ひねりウォーク」をしていれば、いつの間にか解消してしまうことでしょう。

また、この歩き方は腰痛を予防するのにもたいへん効果的です。「いまは腰は痛くない」という方も、いつものウォーキングにこの「腰ひねり」をプラスして腰痛予防に役立てていくことをおすすめします。

◎ぎっくり腰は背すじを伸ばしたほうが治りが早い

みなさんは、ぎっくり腰になったことがおありでしょうか。ぎっくり腰に見舞われるとちょっと体を動かしただけでも腰に激しい痛みが走り、2～3日は身動きがとれません。どうにか歩けるようになっても、背すじを伸ばすと痛いため、腰をかばいつつ、体を「く」の字に曲げながらそろりそろりと歩く……。たいていは、そんな状態になります。

でも、このように腰をかばった歩き方をするのは、じつは非常によくないのです。腰を「く」の字に曲げていると患部に負担をかけるため、ぎっくり腰の治りをかえって遅くすることにつながってしまいます。それに、**こういう前かがみの姿勢がクセになると、腰椎関節により大きな負担がかかってくるので、腰の状態をいっそう悪くしてしまいかねません**。

では、いったいどう対処するのが正解なのか。もちろん、2～3日は安静が必要なのですが、どうにか歩けるようになったら、思い切って背すじを伸ばして歩くべき。

きっと、体を反って体重を後ろに載せると、それだけでかなりの痛みが走るでしょう。でも、どんなに痛くてもできるだけ正しい姿勢で歩いたほうがいい。そのほうがずっと治りが早くなるのです。

痛みに耐えて体を反らしていると、そのうちに〝あ、このバランスならそんなに痛くない〟というポイントが見つかるはずです。そういう「あまり痛くないポジション」を見つけて、できるだけ背すじを伸ばした姿勢で歩くようにしていくといいでしょう。

ただ、歩き始めの段階での無理は禁物。最初は日常生活動作を背すじを伸ばして行うところからスタートし、少しずつ仕事や家事に戻っていき、関節ウォーキングに復帰するのは、1週間後くらいを目安にするといいと思います。その際は、多少痛くとも、コルセットをしてでも歩いたほうがいいでしょう。

とにかく、痛みを避けて「く」の字姿勢で歩くのは、みすみす腰痛を悪化させているようなもの。ほかの腰痛やひざ痛もそうですが、ぎっくり腰は攻めの気持ちで歩いたほうが治りが早いのです。痛みを恐れてばかりではいけません。ぜひ、「腰痛は歩いて治す」というくらいのつもりで、積極的に歩くようにしてください。

◎椎間板ヘルニアは、体の後ろに重心を載せて歩くと治りやすい

くしゃみをしただけで腰に激痛が走ったり、長く座っていると腰や足が痛くなってきたり、何度もぎっくり腰を繰り返したり……。椎間板ヘルニアはとても厄介な腰痛として知られています。

みなさんは、この腰痛がどうして起こるのかをご存じでしょうか。

ごく簡単に言えば、**長年にわたって前かがみの姿勢や座りっぱなしの姿勢をとり続けてきたのが原因**です。こうした姿勢をとっていると、腰椎の椎間板の前側にばかり荷重負担がかかり続けることになります。すると、だんだん椎間板が押しつぶされてきて、このプレッシャーにより椎間板の「髄核」という中身が外部へはみ出してくるようになります。そのはみ出した部分が神経に触れることによって、痛みやしびれなどのつらい症状が引き起こされるわけです。

要するに、バランスの問題。椎間板の前側に一方的にプレッシャーがかかり続けることによって中身が出てきてしまうわけですから、状況を変えるにはこの偏った荷重

バランスをどうにかしなくてはなりません。

では、どうすればいいのかというと、「体の後ろ側に荷重をかけるようにする」といいのです。

あごを引き、背すじを伸ばし、腰を反って、体の後ろ寄りに重心をかけると、腰椎の椎間板の後ろ側に荷重が載るようになり、椎間板の前側にかかっていたプレッシャーが弱まってくるようになります。

すると、**はみ出していたヘルニアが引っ込みやすくなる**のです。軽度のヘルニアであれば、「後ろに重心をかけるコツ」をつかんだだけで痛みが消えてしまう場合もあります。

椎間板ヘルニアは、はみ出したヘルニア部分が神経から離れてしまえば痛みやしびれをもたらしません。つまり、体の後ろに重心をかけていると、ヘルニアが神経から離れやすい状況を生み出すことができ、椎間板ヘルニアをぐっと治りやすくすることができるわけですね。

そして、「後ろ重心」と言えば、関節ウォーキング。前の章で説明したように、このウォーキングは、体の後ろに重心をセットすることによって各関節をなめらかに回

椎間板ヘルニアの人のための歩き方

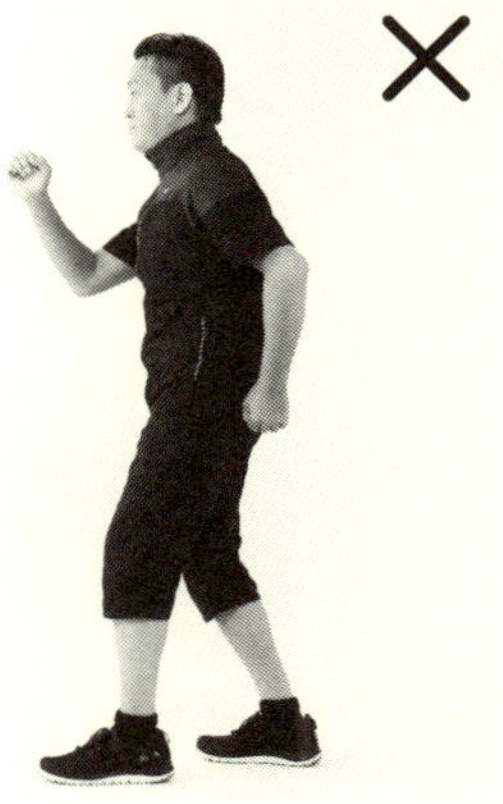

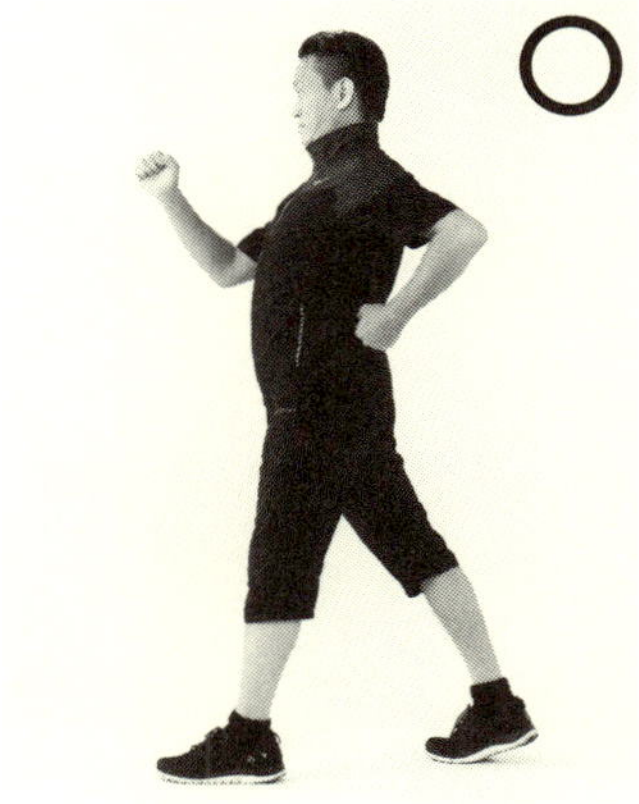

前かがみの歩き方	関節ウォーキング
↓	↓
前寄り重心だと ヘルニアが神経に 触れやすい	後ろ寄り重心だと ヘルニアが神経に 触れにくい （引っ込みやすい）
↓	↓
痛い	痛くない

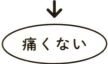

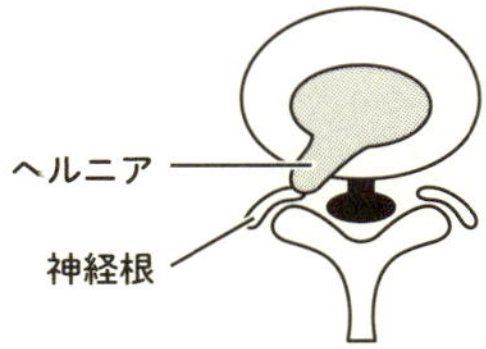

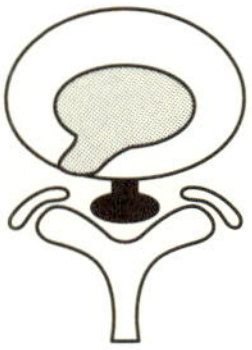

すのを目的としたメソッド。すなわち、日々関節ウォーキングを行って「後ろ重心」のクセをつけていけば、椎間板ヘルニアを予防したり解消したりするのに大いに役立つというわけです。

また、椎間板ヘルニアの方には、115ページで紹介した「腰ひねりウォーク」もおすすめです。椎間板ヘルニアで腰椎の椎間板が弱ってくるのには、少なからず仙腸関節の機能異常が影響しています。**腰をひねる動きを加えた関節ウォーキングは、仙腸関節の動きをよくすることにつながります。**これにより、腰椎や椎間板にかかる負担を軽くする効果が期待できるわけですね。

なお、腰椎の右側にヘルニアが出ている人は、体の右側を前に突っ込むクセがあるもの。同様に、腰椎の左側にヘルニアが出ている人は体の左側を突っ込むクセがあります。腰や足の痛みをかばううちに、無意識につらいほうを前に出して歩くクセがついてしまったのです。この場合、痛い側、前に出ている側を意識的に後ろに引くようなつもりで体をひねって歩くようにするといいでしょう。そうすれば、後ろ重心に加えて回旋の力も加わって、よりヘルニアが引っ込みやすくなっていくはずです。

ちなみに、私は、大部分の腰痛は、腰椎椎間板の前側のパーツが疲弊することが大きな原因になっていると見ています。椎間板ヘルニアだけでなく、ぎっくり腰もそうですし、後で述べる脊柱管狭窄症も、前側のパーツが疲弊したことによって後ろ側のパーツのトラブルが進んでいくことが多いのです。

そして、現代人のほとんどには、重心を体の前側にかけていて、椎間板の前側にプレッシャーをかけるクセがついてしまっています。ですから、関節ウォーキングで体の後ろ側へ重心をシフトしていくことは、椎間板の前側を休ませることにつながり、腰痛の予防と治療にたいへん大きな意味を持つことになるわけです。

本当に、**「腰痛を防ぐカギは『後ろ重心』にアリ」と言っても言い過ぎではありません。**ずっと「後ろ重心」をキープすることができていれば腰痛にならないと言ってもいいでしょう。

実際に、私の患者さんにも「後ろ重心」のコツをつかんだのをきっかけに腰痛と縁を切ることができた方が大勢いらっしゃいます。ですから、ぜひみなさんも、日々関節ウォーキングを続けながら、「腰痛にならない重心バランス」をキープしてください。

◎「オットセイ体操」と「ねこ体操」で椎間板トレーニング！

前の項目で述べたように、腰痛の人にはたいてい体の重心を前寄りにかけるクセがついています。症状を予防したり解消したりするには、前寄りに偏っている姿勢のクセを〝後ろ方向〟へと引き戻していかなくてはなりません。

そのためにたいへん有効なのが「オットセイ体操」。これは、127ページの上の写真のように、うつ伏せになった状態から腕を立てて上体を起こし、胸を張って、オットセイのようなポーズをとる体操です。

言わば、**このオットセイ体操は、椎間板のトレーニングのようなもの**です。日常の生活では腰を丸めることはあっても、このように大きく腰を反らせる機会は滅多にありません。だから、体に普段と逆の動きをさせるといいのです。この体操で腰を思い切り反らせていると、腰椎や椎間板の柔軟性が高まり、椎間板についた「前寄り重心のクセ」を後ろ寄りへとシフトしていくことができます。

ぜひみなさんも試してみてください。オットセイのようなポーズをとっているのは、だいたい1回1分程度が目安。なるべく体の力を抜き、腰の筋肉が収縮するのを意識しながら腰を反らせていくようにするといいでしょう。

それと、ぜひオットセイ体操とセットで行っていただきたいのが「ねこ体操」です。こちらは体を反るオットセイ体操とは対照的に、体を丸めていく体操。127ページの下の写真のようにねこが体を伸ばすようなポーズをとるので、ねこ体操と呼ばれています。

こちらもやり方は簡単です。正座をした状態で、クッションか丸めたバスタオルをおなかに当て、上体をゆっくり前に倒していき、腰を丸めていくのです。両手を前に伸ばしながら腰を曲げていき、これ以上深く曲げられないところまできたら、その姿勢のまま1分程度キープ。この際、背中と腰の筋肉が前方向に引っ張られるのを意識するといいでしょう。

私は、**腰痛の患者さんには、オットセイ体操とねこ体操をセットにして両方行うことをおすすめ**しています。

これらを一緒に行うと、体を反ったり丸めたりを繰り返すことになり、腰や背中の筋肉を大きく伸縮させてほぐしていくことができます。また、腰椎がしなったり丸まったりすると、椎間板にもその動きが伝わって、より柔軟性や安定性を高めることにつながります。そして、前に偏りがちだった椎間板の重心が、後ろ寄りへとシフトしていくことになるのです。こうした作用により、さまざまな腰のトラブルを解消へと向かわせることができるわけですね。

軽症の痛みやこり程度なら、これらの体操を行うだけで消えてしまうことでしょう。私は日々の治療で多くの患者さんにこれらの体操を習慣にすることをおすすめしているのですが、**「痛みがやわらいだ」「腰がすごくラクになった」といった声をたくさんいただいています。**また、ふたつの体操は椎間板ヘルニアの症状を改善するのにもうってつけです。最初は多少痛く感じるかもしれませんが、そこでやめずに継続していくようにするといいでしょう。

それぞれの体操は、1分ずつを1セットとして、3～5セットも行えば十分。起床後や就寝前の習慣にするのもいいですし、関節ウォーキングの準備運動のようなつもりで、家でオットセイ体操とねこ体操を数回ほど行ってから外に出るようにするのもおすすめです。

オットセイ体操

1回1分
3〜5回

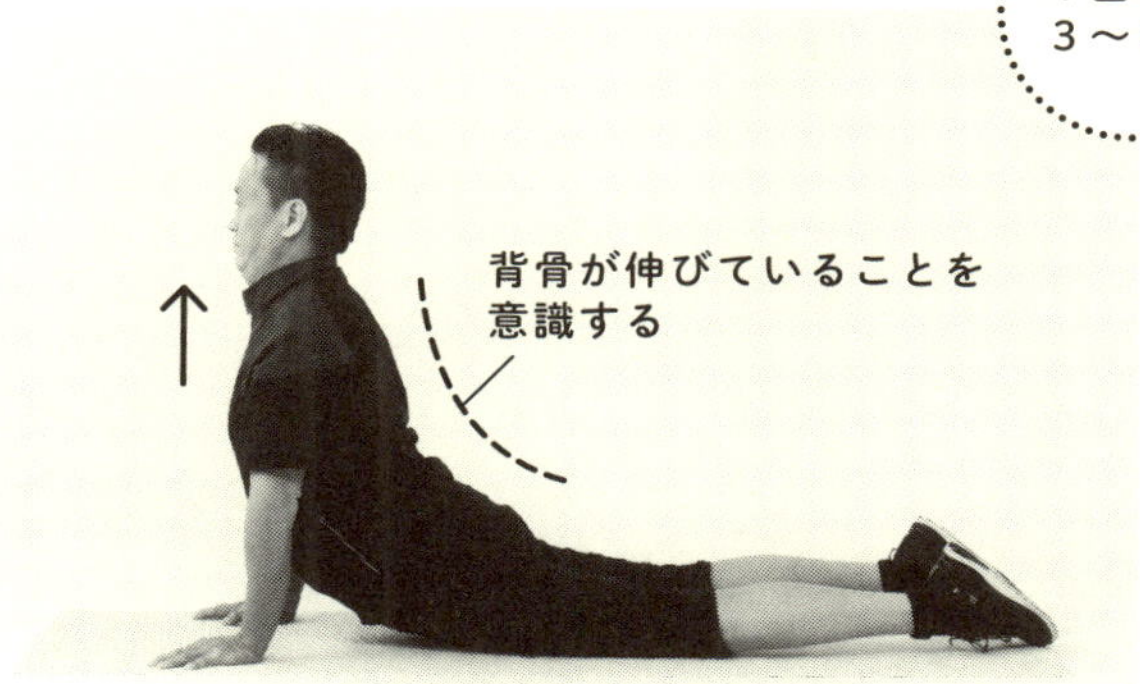

ねこ体操

1回1分
3〜5回

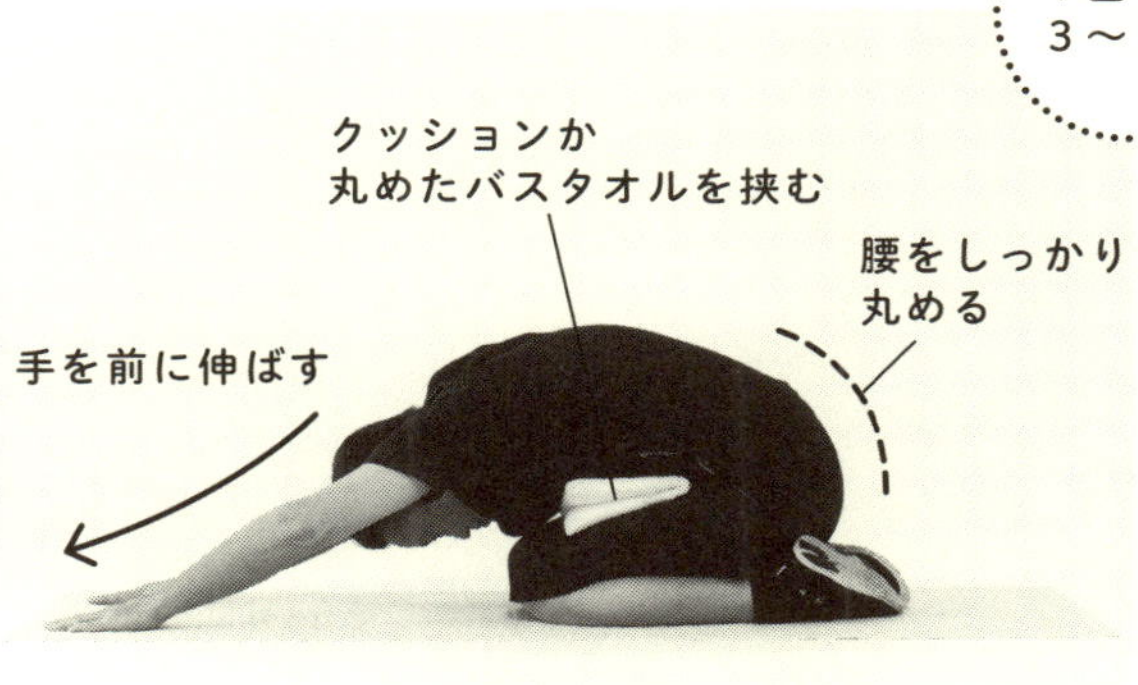
クッションか
丸めたバスタオルを挟む
腰をしっかり
丸める
手を前に伸ばす

◎脊柱管狭窄症もなるべく姿勢よく歩いたほうがいい

脊柱管狭窄症は、50代半ば頃から次第に増えてきて、70代、80代になると、ほとんどの人がこの腰痛を自覚するようになります。ある意味、「腰の老化現象」といってもいいでしょう。

そもそも、脊柱管というのは、脊髄や神経が通っている背骨の内側の管。年をとると、椎間板が老化したり腰椎が変形したりして、この脊柱管がだんだん狭くなってきます。これにより、脊柱管内部の神経が圧迫され、腰が痛んだり足がしびれたりするわけです。

この腰痛の最大の特徴は、体を反らせると痛みが増し、前かがみになると痛みがやわらぐ点です。このため、背すじを伸ばして長い時間を歩くことができなくなり、歩いては休み、歩いては休みという歩き方（間欠性跛行《はこう》）をするようになります。それと、**時間帯や天候・気温の変化により症状が左右するのも特徴で、朝、昼よりも夕方のほうが症状がひどく、天候が崩れそうなときや急に寒くなったときにも症状が増す**

傾向があります。

また、脊柱管狭窄症には、椎間板ヘルニアを合併しているケースがたいへん目立ちます。私の治療院にいらっしゃる患者さんを診ていると、脊柱管狭窄症だけに悩まされているという方はめずらしいくらいです。狭窄症の症状が強く出ている人、ヘルニアの症状が強く出ている人、両方とも半々ぐらいの人といったように割合はまちまちなのですが、たいていの人は両方の腰痛を併せ持っています。

このため私は、脊柱管狭窄症を引き起こすもともとの元凶は、腰椎椎間板の前側を痛めてしまったところにあるのではないかと考えています。これは私の推論ですが、おそらく、先に椎間板症や椎間板ヘルニアなどによって腰椎椎間板の前側のパーツが疲弊してしまい、それがもとで後ろ側のパーツも衰えてきた結果、脊柱管の狭窄が進行していくのではないでしょうか。

ともあれ、脊柱管狭窄症と椎間板ヘルニアを併せ持っている人がいったいどういう症状に悩まされるかというと、「前にかがんでも痛いし、後ろに反っても痛い」ということになります。では、そういう人はいったいどういう歩き方をすればいいのでしょう。重心を前に載せて前かがみ気味に歩くほうがいいのでしょうか。それとも、重心を後ろに載せて体を反らして歩くほうがいいのでしょうか。

結論から先に言うと、私は、脊柱管狭窄症の人もできるだけ重心を後ろに載せた歩き方をしたほうがいいと考えています。

すなわち、**多少痛くとも、関節ウォーキングを行っていくほうがいい**ということ。まあ、一日中背すじを伸ばして歩くとなると、〝とても痛くてできない〟という人も多いでしょう。でも、短い時間で構わないから、脊柱管狭窄症の人も1日1回は背すじをしっかり伸ばし、重心を後ろにしっかり載せて正しく歩く機会をつくっていくほうがいい。そのほうが結果的に腰の関節寿命を長持ちさせることにつながっていくのです。

ここは少し詳しく説明しておきましょう。

じつは、私は以前は「脊柱管狭窄症の人は、体を丸めて前かがみで歩くほうがいい」という見解を持っていました。脊柱管狭窄症は体を反らせると痛みが増し、前かがみになると痛みがやわらぐ腰痛です。だから、「前かがみのラクな姿勢で歩けばいい」

という短直な考えで患者さんを指導していたのです。

しかし、結果はあまり思わしくありませんでした。先ほど申し上げたように、脊柱管狭窄症の患者さんには、椎間板ヘルニアを合併している方が大勢いらっしゃいます。そういう患者さん方からは「前かがみで歩いても痛い」「前かがみばかりで歩いていたら、いっそう悪化してきた」という声も聞こえてきたのです。

そこで私は、脊柱管狭窄症の患者さんに対するウォーキングの指導方針を変えることにしました。

どう変えたかというと、「基本的に、できるだけ後ろに重心をかけた正しい歩き方を目指す。ただ、どうしても体を反らして歩くと痛む場合は、ちょっと体を丸めて歩いてもいい。自分の腰の調子や痛み具合を見ながら、『体を反らした歩き方』と『少し体を丸めた歩き方』のふたつをうまく使い分けて歩くようにする」――と、このように変更したのです。

つまり、**脊柱管狭窄症の人は、なるべく正しい歩き方をするのを基本にしつつ、「体を反らして歩く割合」と「体を丸めて歩く割合」を自分のなかでうまく調整しながら歩くようにしましょう**というわけです。

この歩き方を実践していくには、自分が「体を反らすと痛いタイプ＝脊柱管狭窄症の影響が強いタイプ」なのか、それとも「前かがみになると痛いタイプ＝椎間板ヘルニアの影響が強いタイプ」なのかをよく見極めたうえで歩く必要があります。ただ、その見極めがついて〝自分はこうすればいい〟というパターンがつかめてしまえば、わりと痛みを怖がることなく歩けるようになっていくもの。その「自分の歩き方のパターン」を継続していくことが大事なのです。

また、方針転換をして以降、私は、脊柱管狭窄症の患者さんにウォーキング指導をする際に、**「1日1回、ほんの短い時間でいいから、正しいフォームで正しく歩くようにしてください」と話すようにしています。**すなわち、関節ウォーキングを習慣にするのをすすめています。

おそらく、重心を後ろにかけて体を反らして歩くと、痛みが増してくる人も多いと思います。でも、たとえ痛くても、「正しく歩くフォーム」を体にインプットし続けていくほうがいい。前かがみで歩いてばかりだと、椎間板の前側に荷重がかかって椎間板ヘルニアの症状が重くなってしまいますし、体がどんどん「正しい歯車の回し方」を忘れていってしまうことになります。こうした状態が続けば、腰の関節の寿命が縮まってしまいかねません。

だから、1日1回、しっかり椎間板の後ろ側に重心を載せ、体の歯車を正しく回して歩いたほうがいいのです。もし、10分歩くのがつらいようならば、2、3分だって構いません。私はこのように日々関節ウォーキングを行って「後ろ重心」を思い出させていくことが、脊柱管狭窄症の方々の腰の歯車を長持ちさせることにつながっていくと考えているわけです。

実際、私の治療院では、こうした方針に変えて以降、脊柱管狭窄症の患者さん方から「おかげで長く歩けるようになった」「あまり痛みを気にせずに歩けるようになった」といった声をいただくようになってきています。

脊柱管狭窄症の人は、痛みを嫌がって、歩くことに対して消極的になりがちなもの。でも、だからこそ、**長く歩き続けていくためにも正しい歩き方を忘れないようにしていかなくてはならない**のです。みなさん、1日1日腰痛に立ち向かうようなつもりで積極的に歩き続けていくようにしましょう。

◎脊柱管狭窄症の人は、絶対に歩くのをあきらめてはいけない

脊柱管狭窄症は、進行させてしまうとかなり厄介なことになってきます。症状がひどくなると、寝るときに体を伸ばすだけでも痛むようになり、横向きに体を丸めないと眠れなくなってきます。しびれがひどくなると、排尿を思うようにコントロールできなくなってくることもあります。

それと、何といっても、痛みを嫌がって外に出歩かなくなるのがいちばんの問題です。家にこもりがちになると、てきめんに足腰の筋肉が衰えてしまいます。また、関節の動きも悪くなるので、転んだりよろけたりして骨折してしまう危険も高まります。すなわち、運動機能が衰えて「寝たきり」や「要介護」になるリスクが一気に増大してしまうわけですね。

私は、**脊柱管狭窄症の症状を進ませないためにいちばん必要なのは「歩くこと」**だと考えています。

歩くか歩かないかで、くっきり明暗が分かれるといってもいいでしょう。痛みを嫌

がって歩かなくなってしまったら、そのまま「寝たきり」「要介護」への道を一直線。一方、多少痛くても踏ん張って歩き続けることができたなら、足腰をキープしつつ健康長寿の道を行くことができる。それくらい大きな差がついてしまうのではないでしょうか。

ですから、絶対に「歩くこと」をあきらめてしまってはいけません。脊柱管狭窄症は血流障害の一面もあるので、**普段から習慣的に歩いていればふくらはぎのポンピングが働いて、症状の悪化を防ぐことにつながります。** できるだけ「出歩く」という行為を途切れさせないようにしてください。

どうしても歩くと足腰が痛くなってしまう場合は、コルセットを装着して歩くといいでしょう。「腰が痛くないポイント」「足がしびれないポイント」に合わせてコルセットを装着するようにすれば、大きく痛みがやわらいで出歩くのが負担にならなくなってくるはずです。

また、127ページで紹介した「オットセイ体操」「ねこ体操」を行うのもおすすめです。ただし、脊柱管狭窄症の方の場合、自分の痛み方のタイプをよく見極めて体操を行う必要があります。すなわち、自分が「体を反らすほうが痛いタイプ＝脊柱管狭窄症の影響が濃いタイプ」なのか、それとも「前かがみのほうが痛いタイプ＝椎間板ヘルニアの影響が濃いタイプ」なのかによって、行う体操の割合を変えていくようにするといいのです。

たとえば、日ごろの痛み方が「前かがみで痛いのが3割対後ろに反ると痛いのが7割」という人であれば、「オットセイ3割」「ねこ7割」で行うようにしていけばいいし、**「前かがみで痛いのと、後ろに反ると痛いのがだいたい半々」であれば、「オットセイ」と「ねこ」をだいたい半々で行っていけばいい**のです。このように、自分の痛み方に合わせてふたつの体操を行うと、腰椎や椎間板のしなやかさが保たれやすくなります。きっと、痛みやしびれもやわらいで、よりスムーズに歩けるようになっていくことでしょう。

とにかく、どんな手を使ってでも歩き続けるようにしましょう。別にたくさん歩く必要はありません。いちばん大事なのは、「歩く」という習慣をやめてしまわないこと。「歩く」という機能を手放さないためには、決して「歩くこと」をあきらめてしまってはいけないのです。

◎足がしびれるときの「超おすすめ対策法」とは？

椎間板ヘルニアや脊柱管狭窄症の人には、足の痛みやしびれを訴える人がたくさんいらっしゃいます。

いわゆる「坐骨神経痛」の症状です。坐骨神経痛では、足先やかかとがしびれたり、太ももからお尻にかけてがしびれたりといった症状が表れます。こうした症状が表れるのは、腰椎において神経が刺激されているため。足の神経は腰椎部の脊髄をスタート地点として、つま先方向へ長く伸びています。このため「スタート地点」のトラブルが足のしびれ症状となって表れるわけです。

どんなに歩きたくても、足がしびれて言うことを聞いてくれなくては始まりません。では、いったいどうすればいいのか。じつは、**足のしびれや痛みを改善させたいときのためのとっておきの対策法があります。**

139ページの写真のように、しびれや痛みが出る側の足を斜め後ろ45度方向に伸ばしてベンチや柵などの「台」に載せ、そのうえで痛む側の腰を手でグッと押し込んでみてください。腰を押す向きは斜め前45度方向です。後ろへ伸ばした足と一直線になる方向へ押し込むようにしましょう。もし右側がしびれるのであれば、右足を右斜め後ろ45度方向に投げ出し、腰の右側を左斜め前45度の方向へ向かって押し込むかたちになります。これを数回ほど繰り返してください。

このストレッチを行うと、痛む側の仙腸関節が刺激されて動きがよくなるようになります。そして、仙腸関節の動きがよくなると腰椎にかかる負担が軽くなり、足のしびれや痛みが改善しやすくなるのです。

ですから、**椎間板ヘルニアや脊柱管狭窄症で足のしびれや痛みに悩まされている人は、症状が出たときや歩く前などにこのストレッチ行うようにしていくといい**でしょう。また、関節ウォーキングを始める前の準備運動としてこれを行うのもいいと思います。仙腸関節の動きがよくなると、足腰の歯車の回転が全体によくなってくるので、足を運ぶ動きがスムーズになってくるはずです。

このように、坐骨神経痛の症状は、ちょっとストレッチを行うだけで全然違ってくるものなのです。ぜひ、みなさんも試してみてください。

足のしびれや痛みをとるストレッチ

左が痛い場合

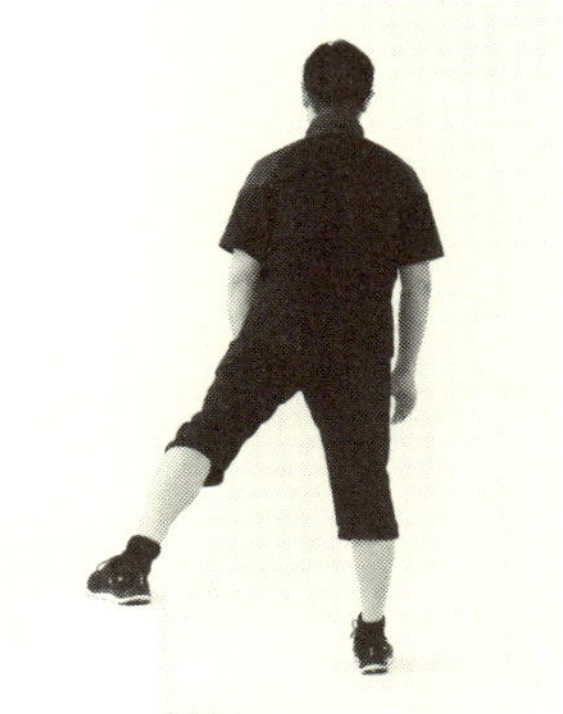

左足を斜め後ろへ伸ばす

↓

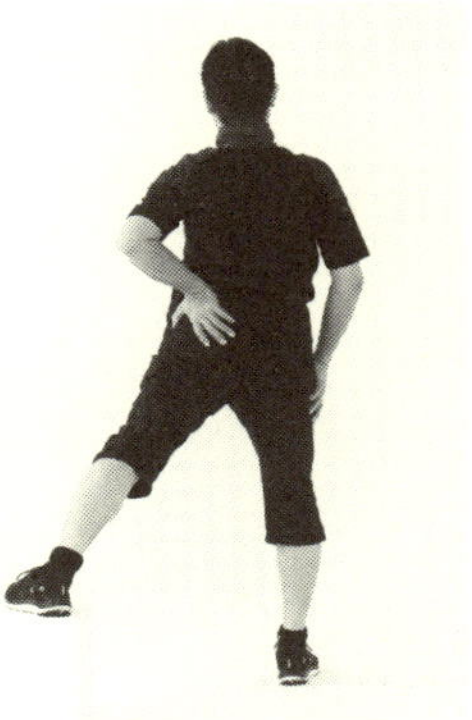

左の仙腸関節を手で
斜め前方向に押し込む

右が痛い場合

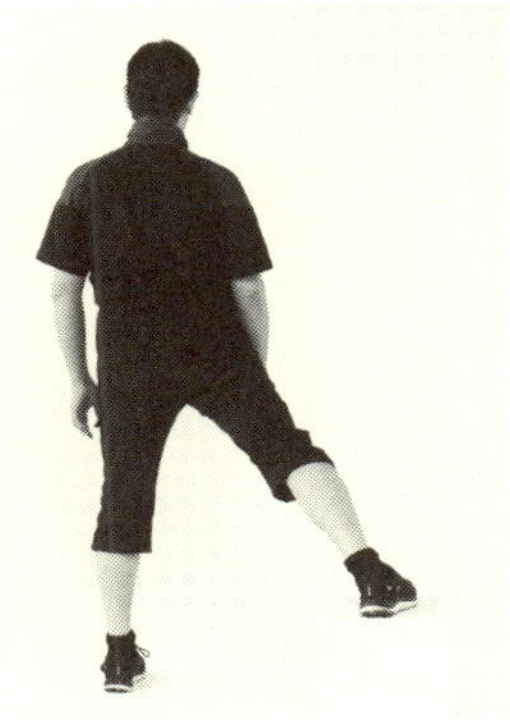

右足を斜め後ろへ伸ばす

↓

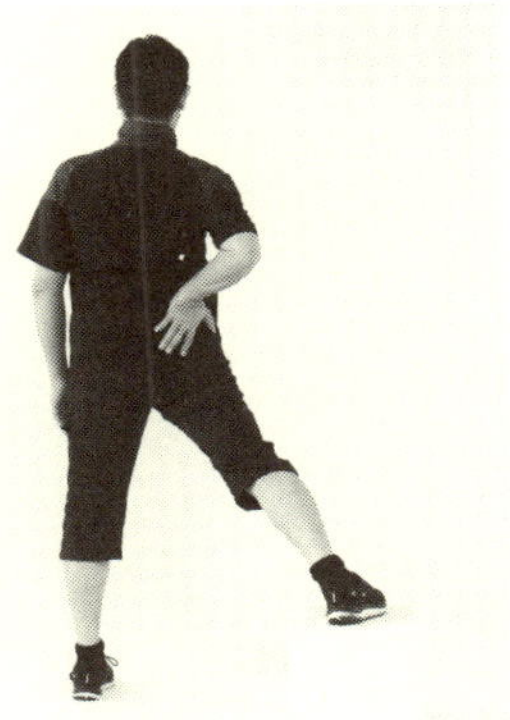

右の仙腸関節を手で
斜め前方向に押し込む

◎普段歩いていない人ほど、ひざ痛になりやすい

次は「ひざ痛の人のための歩き方」に移りましょう。

ひざ痛を防ぐ歩き方を知るには、「ひざ痛がどうして起こるのか」を知っておく必要があります。まずその点を説明しておきましょう。

ひざ痛の大多数は、長年の運動不足による足の筋力低下が原因で発生します。前にも述べましたが、現代の暮らしはどんどん「わざわざ歩かなくても済む方向」「体を動かさなくても済む方向」へと向かっています。そういう**便利な暮らしに甘えて何年何十年と運動不足の生活を続けているうちに、だんだん足の筋力が衰えてきてしまう**わけですね。

足の筋力低下で、とりわけ影響が大きいのが大腿四頭筋の「内側広筋《ないそくこうきん》」という筋肉です。ちょうど、ひざの内側の筋肉に相当するのですが、この内側広筋は日常生活ではあまり使われず、普段から体を動かしていないと、いつの間にか筋量低下が進んでしまいやすいのです。

内側広筋が衰えてくると、ひざの外側の筋肉に比べて内側の筋肉が弱くなってくることになります。すると、ひざ関節がだんだん傾いてきて、O脚が進むようになります。ひざの内側を支える力が衰えてきたために、自然にひざが外へ外へと開いていってしまうわけです。

さらに、O脚が進んでくると、ひざ関節内で内側の軟骨同士がぶつかり合いやすくなります。最初のうちはひざの内側がチクチクしたり、ぎこちなさを感じたりする程度の症状しかありません。しかし、関節軟骨の摩耗や変形が進んでくると、関節のクッション機能が低下して、ひざに体重が載るたびに痛みを感じるようになっていきます。そして、放っていると、関節の機能低下が進むにつれて痛みも増していき、じわじわと歩行機能が衰えていくことになるのです。

ひざ痛の症状は、数年から数十年という長い年月をかけて、よくなったり悪くなったりを繰り返しながら段階的に悪化していきます。ですから、O脚が気になっている方や、運動不足で足の筋力低下が気になっている方は、状態が悪化しないうちに早めにひざ痛予防に取り組むようにするべきなのです。

◎ひざ痛の人には「綱渡りウォーク」がおすすめ

前の項目で説明したように、ひざ痛は「内側広筋」というひざの内側の筋肉の衰えからスタートします。

ですから、ひざ痛を防ぐためには、このひざの内側の筋肉をさかんに使うような歩き方をすればいいことになります。そして、そのために考案された歩き方が「綱渡りウォーク」です。

まず、みなさんの足元に1本の綱があって、その上を歩いていくと思ってください。あるいは、平均台や丸太の上を歩くのをイメージしてもいいでしょう。そのラインから落ちないように歩くとなると、一歩一歩、足を交差させていくような歩き方になりますよね。また、この歩き方をしていると、自然にひざの内側や太ももの内側の筋肉に力が入るのがわかるはずです。

つまり、**ひざ痛予防には、このように内側広筋を使って歩くのがいい**のです。

この「綱渡りウォーク」は、一歩一歩、足の親指を意識して歩くのがコツ。足を「綱渡りのライン上」に着地させるとき、足の親指をやや内側に入れつつ、親指の腹をライン上にぴったり収めるようなつもりでかかとから着地するようにしてください。また、蹴り出すときも、足の親指にグッと力を込めるようにするといいでしょう。そうすると、よりひざの内側の筋肉に力を込めて歩くことができるはず。そして、ひざの内側に力が入っていることを意識しながら、リズミカルにまっすぐ足を運んでいくようにしてください。

私は自分でウォーキングをする際は、仕上げの数分間はこの「綱渡りウォーク」をするようにしています。おそらく、ウォーキングをしている間、最初から最後までこの歩き方をしているのは、けっこうたいへんです。みなさんも、関節ウォーキングの途中に数分間挟んでみたり、仕上げに数分間行ってみたり、工夫して取り入れていきましょう。

たとえ数分間でも普段から行うようにしていけば、内側広筋の筋力低下を防ぎ、ひざ痛やO脚の進行を食い止めるのにつながっていくはずです。ぜひトライするようにしてみてください。

綱渡りウォーク

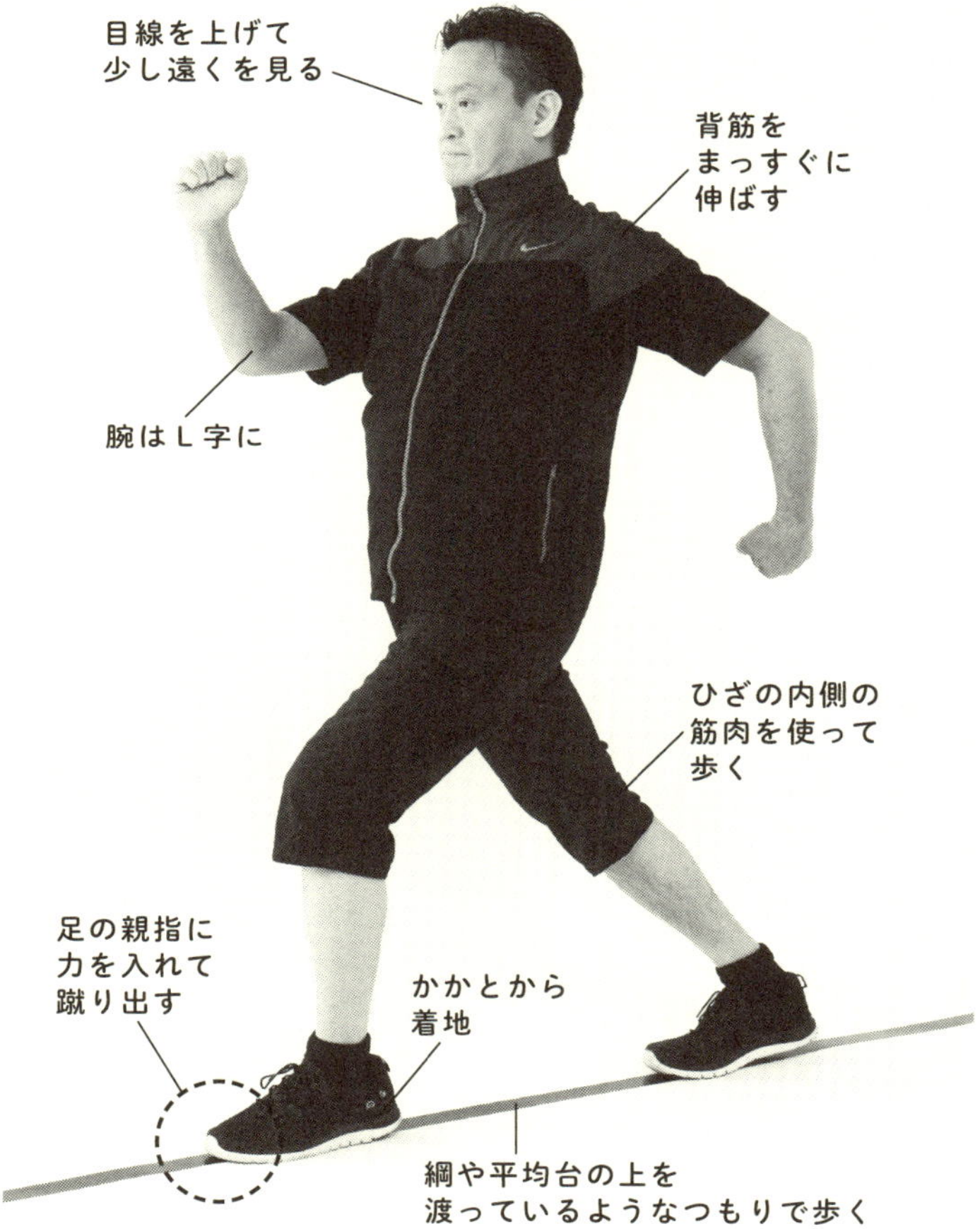

目線を上げて
少し遠くを見る
背筋を
まっすぐに
伸ばす
腕はL字に
ひざの内側の
筋肉を使って
歩く
足の親指に
力を入れて
蹴り出す
かかとから
着地
綱や平均台の上を
渡っているようなつもりで歩く

◎ポールを使ったウォーキングなら、ひざの負担を軽くできる

最近、街中や公園でスキーのストックのようなポールを両手に持ってウォーキングをしている人をよく見かけるようになってきました。

ストック・ポールを携えながらリズミカルに歩くのは、北欧を発祥とするウォーキングスタイルです。ポールの使い方や歩き方によっていくつかの流派があって、「ノルディック・ウォーキング」「ノルディック・ウォーク」「ポール・ウォーキング」などと呼ばれています。

私は、ひざ痛の方々はこれらの歩き方を取り入れるのもいいと思います。

なぜならば、**ポールを突きながら歩いていると、ひざ関節にかかる負担をかなり減らすことができる**から。それに、ポールを高い位置に持って歩いていると、わりと体の後ろ側に重心を置いて歩きやすいのです。

このウォーキングスタイルは、関節ウォーキングの考え方とそんなに大きくは矛盾しません。ポールを持っているので腕は大きく振れなくなってしまいますが、ポール

を持っている分安定性が増して、あまり転倒の不安を気にしないで歩くことができます。ひざに不安を抱えていて、よろけたり転んだりするのが心配な人には、いい味方になってくれるのではないでしょうか。

また、ひざ痛がひどくなってくると、杖を突いて歩く人も出てきますが、1本の杖だとどうしても重心が左右どちらかに傾いてしまいます。一方、両手にポールを持って歩けば、センターに軸を置きながら歩くことができます。私はその点でも非常に優れていると思っています。

ただし、**ポールはあくまで補助として使うものなので、ポールに体重をかけて歩いてはいけません。**ポールに頼ることなく、体の後ろ側に重心を載せながら歩くようにしてください。

いずれにしても、ポールを使いこなして歩くには、ある程度トレーニングを積んで慣れていく必要があります。流派ごとに協会ホームページが開設されているので、ポールの使い方や歩き方などのくわしい情報はインターネットなどで調べてみるようにしてください。

◎ひざ痛は歩いて治すもの。多少痛くとも歩くようにしよう

どの関節もそうですが、ひざは動かさないでいると、どんどん動かなくなっていってしまいます。

ひざ痛持ちの人には、痛みを嫌がってだんだん出歩かなくなっていく人が少なくありません。しかし、痛いからといって動かさずにいると、ひざ関節は日々着実に硬直化して、可動域を狭めてしまいます。すると、いつの間にか「痛くてひざを伸ばせない」「痛くてひざを曲げられない」という状態にシフトしてしまうのです。

また、**ひざが痛いのを苦に家にこもりがちになると、あれよあれよという間に筋肉が落ちてしまうことになります。**脊柱管狭窄症のところでも申し上げましたが、転んだりよろけたりして骨折でもしてしまえば、「寝たきり」や「要介護」という事態にもなりかねません。

ですから、ひざが痛くても「歩くこと」をあきらめてしまってはいけません。日々の生活でできるだけ小まめに歩くように心がけ、歩く習慣を途切れさせないようにし

てください。それと、ひざを伸ばすストレッチを小まめに行うことをおすすめします。歩く際、赤信号のたびにひざを伸ばすなど、意識的にストレッチをするようにしていくといいでしょう。

私の治療院にはひざ痛に悩むたくさんの患者さんがいらっしゃいますが、私はいつもこうした患者さん方に「ひざが痛いときも、サポーターや包帯を巻いてでもいいから歩いてください」とアドバイスしています。歩くたびにひざが痛むときも、サポーターや包帯を巻いていれば、関節が支えられてかなりラクに歩けるようになります。それに、ひざが腫れてしまった場合も、歩けるなら冷湿布などを貼って歩いたほうがいいし、寒くて痛みがいつもよりひどく感じるような場合も、歩けるなら携帯用カイロなどを貼って歩いたほうがいい。厳しいことを言うようですが、「歩くことがひざを治す最良の薬」というつもりで歩くことをおすすめします。

なお、**O脚が進んできた方は、靴底に「足底板《そくていばん》」という中敷きを入れて歩くようにするといい**でしょう。足底板で足の外側を高くすると、おのずとひざが内側に入るようになるため、関節内が広がってあまり痛みを感じることなく歩くことができるのです。足底板はさまざまな高さ・サイズのものが市販されているので、自分の足に合ったものを選んで使用するようにしてください。

とにかく、「歩けなくなったらオワリ」というくらいのつもりで、どんな手を使ってでも歩き続けていくようにしましょう。

私は、**「歩かない生活」は「歩けない生活」の始まり**だと思っています。「一日中座ってばかりで仕事をしている」とか、「歩いて2、3分のスーパーに車で行く」とか、「気がついたら一日中外に出なかった」とか、そんな生活が当たり前になってしまってはいけません。年をとってから「歩けなくなること」を心配しなくてもいいように、若いうちから日々の生活の中で積極的に歩くように心がけてください。

前にも述べたように、人間の骨格構造は「歩くこと」に向いたつくりになっていて、日々よく歩くことによって長持ちするようにできています。ぜひみなさん、歩くことによってその力を引き出していってください。一歩一歩、しっかりひざを伸ばしながら歩いて、ひざ関節をいつまでも長持ちさせるようにしていきましょう。

◎肩こりがひどいときのおすすめの歩き方は？

「肩こりの人のための歩き方」についても簡単に紹介しておくことにしましょう。

肩のこりやハリを解消させるには、ウォーキングの最中に肩関節をストレッチする動きを取り入れていくのがおすすめです。たとえば、151ページの上の写真のように、両腕を上げて肩関節を伸ばしながら歩くようにすると、足を踏み出すたびに肩関節が刺激されて、周辺の筋肉をほぐすことにつながります。こりや痛みをやわらげることができるはずです。

また、**肩こり解消には、151ページの下の写真のように、後ろに組んだ両手を引き上げるストレッチを行いながら歩くのもおすすめ。**このストレッチを行うと、大きく胸を張って腰を反る格好になるため、重心を後ろにシフトさせやすく、正しい歩行フォームづくりの意識づけにもなります。肩こりの方は、数分に一度、5〜10秒くらいこれらのストレッチを挟みながら歩くようにするといいでしょう。

肩こりの人向けの歩き方

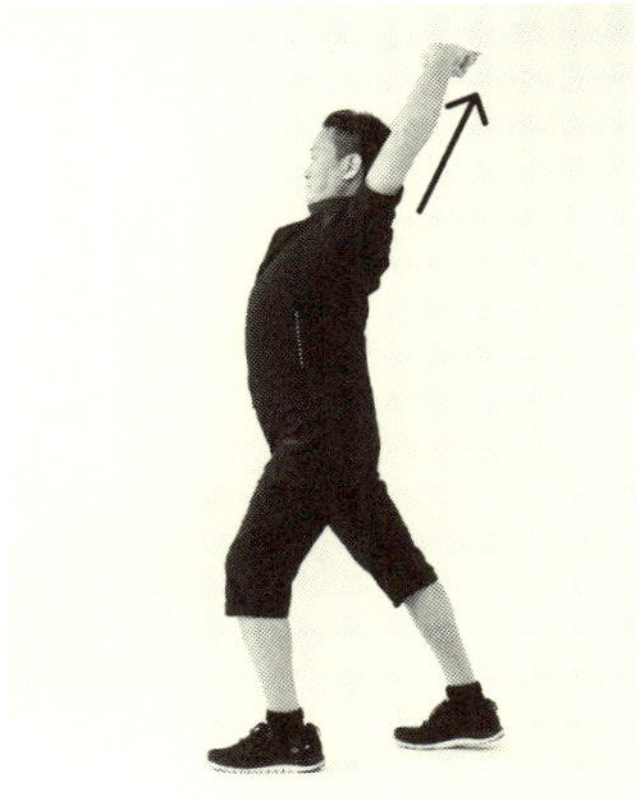

肩ストレッチをしながら歩く

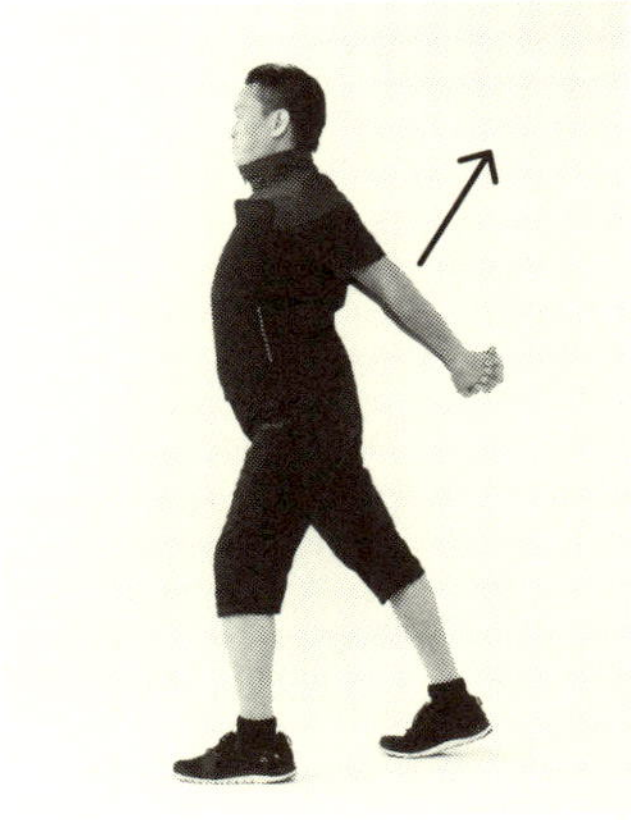

胸張りストレッチをしながら歩く

◎外反母趾にも関節ウォーキングがおすすめ

私は、外反母趾に悩んでいる方も関節ウォーキングを習慣づけるのが有効だと考えています。

なぜなら、**外反母趾を形成してしまういちばんの原因は、体の重心のかけ方の問題にある**からです。

一般に外反母趾はハイヒールなどの窮屈な靴を履いていたせいで、足が変形してしまうトラブルだとされています。しかし、長年ハイヒールを履き続けている人でも、ちゃんと重心を後ろに載せた正しい歩き方ができている人は、ほとんど足が変形していないものなのです。

つまり、足の親指などの変形を進ませてしまうのは、歩く際に体の重心を前にかけてしまっているのが原因。長年にわたって体の前寄りに荷重をかけ続け、つま先寄りに全体重を載せて歩いてきたために、足の横アーチがなくなり、重みに耐えかねてつま先部分が変形してしまうわけです。

だから、外反母趾を防ぐには、体の重心を後ろ寄りにかける歩き方をマスターしなくてはなりません。すなわち、関節ウォーキングを習慣にして「後ろ重心で歩くコツ」をつかんでいくといいのです。

関節ウォーキングを行っていれば、正しい足の運び方や重心のかけ方が身につくため、外反母趾のそれ以上の進行を防ぐことができますし、変形した患部の痛み具合も違ってきます。

また、外反母趾が進んでくると、足の指と指の間が狭まってきたり、足の横のアーチがなくなってきたりするものです。こうした変形を防いで、よりラクに歩けるようにしていくには、足の指と指の間にティッシュや綿を詰めて広げたうえで歩いたり、足にテーピングをして横アーチをつくったうえで歩いたりする作戦をとるのがおすすめです。

私の患者さんでも、こうした歩き方をすることによって「以前と比べてびっくりするくらいラクに歩けるようになった」という方がいらっしゃいます。お悩みの方はさっそくチャレンジされてみてはいかがでしょう。

◎水中ウォーキングは、腰痛の人には×、ひざ痛の人には△

みなさんのなかに「腰痛予防のために水中ウォーキングをやっている」という方はいらっしゃいませんか？　しかし、私は水中ウォーキングは、かえって腰のためによくないと考えているのです。

なぜなら、水中での運動は体を冷やしてしまうから。腰痛は冷えるとてきめんに悪化します。これによって腰痛をいっそうこじらせてしまうケースが多いんですね。たとえ温水プールだったとしても、その水温は体温よりも低く、やはり冷えにつながってしまいます。

ですから、**腰痛持ちの方や腰の状態が不安な方は水中ウォーキングはやめておいたほうがいい**でしょう。もちろん、水中ウォーキングと同様に、水泳やアクアビクスなどもおすすめできません。

それと、私が水中ウォーキングに反対するもうひとつの理由は、水中だと浮力が邪魔になって重心がわかりづらくなるからです。重心ポイントがわからなければ、当然、正しいフォームをとることはできません。しかも、水面の波に逆らって前に進もうとするため、上半身を前に倒した姿勢をとりがちになります。これにより「正しい歩行フォーム」を崩してしまうケースが多いのです。

ただし、**ひざ痛の方は別です。**水中では浮力で体重が3分の1になりますから、ひざ関節に負担をかけることなく運動ができます。それに、水中での歩行運動は、足の筋肉を効率的に鍛えることにもつながります。このため、ひざ痛持ちの人は水中ウォーキングを行って足腰を丈夫にしていくのもOK。とりわけ、「ひざの痛みがひどく、地上ではあまり歩けない方」「肥満体形であり、地上で歩くとひざにかかる負担が大きい方」にはおすすめとなります。

もっとも、水中ウォーキングがOKなのは「症状がひざ痛だけの人」に限ります。ひざ痛持ちの人には、腰痛症状を併せ持っている人が多いので、両方に痛みを抱えている方は、やはり**「冷えによる腰痛悪化」を警戒して回避をしたほうがいい**でしょう。

まとめるならば、水中ウォーキングは「腰痛には×、ひざ痛には△」といったところ。ぜひみなさん、よく覚えておくようにしてください。

◎関節ウォーキングで「プチ不調」がすっきり解消する

前にも触れましたが、関節ウォーキングを行っていると、10分歩いただけで汗びっしょりになることが少なくありません。

汗をかくということは、体の各歯車がさかんに動かされている証拠であり、代謝や血流が高まっている証拠です。

とりわけ、血流はダイナミックに促進されます。関節ウォーキングでは「第二の心臓」と呼ばれるふくらはぎをさかんに収縮させながら歩くことになるため、滞っていた血液が一気に流れていくようになるのです。ポンプの作用が働いて、下半身から心臓方面へと勢いよく血液が戻っていくことになるわけですね。

また、**関節ウォーキングを行うと、骨盤の仙腸関節もさかんに動く**ことになります。じつは、仙腸関節は血液循環の要衝ポイントであり、上半身と下半身を行き来する血流の〝関所〟のような役割を果たしています。すなわち、仙腸関節の動きがよくなると、この関所が開かれて全身の血行が大きく改善することになるわけです。

そして、このように血行が大幅に改善されると、腰痛やひざ痛にもいい影響がもたらされます。そもそも関節というものは血行がよくなって温まってくるとよく回るようになるもの。これにより、腰やひざの痛みがやわらいできたり、腰やひざの動きがよくなってきたりするようになるのです。

さらに、こうした血行促進作用で調子が上向いてくるのは関節だけではありません。下半身の血行がよくなると、**冷え症、むくみ、生理痛、生理不順、便秘などの「プチ不調」が解消する**ようになりますし、末梢の血液循環もよくなるため、肌荒れ、吹き出物、くま、くすみなどの肌トラブルも解消へ向かうようになります。それに、日々リズミカルに歩いていると腸などの内臓もさかんに動くため、胃腸の調子がよくなってごはんがおいしく食べられるようになっていきます。

実際に、私の治療院ではとても多くの患者さんがこうした「調子のよさ」を報告してくれています。こうした効果を得るには、ふくらはぎに少し筋肉痛が残るくらい歩くのがおすすめ。きっと、関節ウォーキングで体の血行がうまく回り始めると、体の調子もいい方向に回り始めていくものなのでしょうね。

◎知ってましたか？　ウォーキングは脳にもいい！

ウォーキングをしていると脳にもさまざまないい効果があることを、みなさんはご存じだったでしょうか。

たとえば、ウォーキングをはじめとした有酸素運動は、認知症の改善に有効だとされています。愛知県の国立長寿医療研究センターの研究調査では、ウォーキングなどの有酸素運動を行うと、認知機能が向上したり、脳の萎縮がストップしたりすることがわかっています。また、同様の研究は世界中の研究機関で行われていて、そのなかには、有酸素運動をすると、記憶力の中枢である海馬の体積が増大するという報告もあります。

また、ウォーキングは、脳内物質の分泌をよくすることがわかっています。ウォーキングによって分泌が高まる脳内物質は、セロトニン、ドーパミン、β-エンドルフィンなど。なかでもセロトニンは、リズミカルな歩行によって分泌レベルが高まる傾向があります。

セロトニンは別名「癒やしホルモン」「幸せホルモン」などとも呼ばれていて、脳を安定的に落ち着かせて幸せな気分をもたらす物質です。セロトニンが不足すると、うつ病に陥りやすくなることも知られています。セロトニンの分泌は、朝、太陽光を浴びると高まるという特徴もあるので、朝日を浴びつつウォーキングをすれば、大幅アップ間違いなし。そうすればきっと、幸せな気持ちで日々を送れるようになるのではないでしょうか。

さらに、筋肉や関節をさかんに動かしていると、ＢＤＮＦ（脳由来神経栄養因子）という物質の分泌が高まることもわかっています。このＢＤＮＦは「脳の肥料」のような役割を果たしていて、分泌されると脳活動が活発になります。それに、ＢＤＮＦがアップすると、記憶力・学習力が高まるという報告や認知症を防ぐ作用が高まるという報告もあります。

このように、**ウォーキングは脳機能を維持したり向上させたりするのにも大いに役立つ**ものなのです。ぜひ若いうちから習慣にして、一生涯にわたって健康な脳をキープしていくようにしましょう。

◎正しく歩くと、健康の歯車も正しく回り出す！

みなさんよくご存じのように、ウォーキングにはとてもたくさんの健康効果があります。医学的に認められているものをざっと挙げてみましょう。

- 心肺機能を高める
- 血液循環をよくして、血圧を下げる
- 血糖値の上昇を抑えられる
- 中性脂肪値やコレステロール値を下げる
- 脂肪燃焼効果が高く、肥満解消につながる
- 動脈をやわらかくして、動脈硬化の予防につながる
- 関節、筋肉、骨など、運動器の機能低下を防ぐ
- 腰痛やひざ痛を防ぐ
- 脳の老化予防や認知症の予防につながる

・痛みの感度をよい意味で下げることができる
・体温を上げる。1度上がると免疫力を60パーセント上げることができる

いかがでしょう。

歩くだけでこんなに多くの効果が期待できるのですから、**「ウォーキングは、どんなクスリよりも、どんな食事よりも、人間の健康に最高のプラス作用をもたらす運動である」といっていい**のではないでしょうか。

関節ウォーキングは、ある意味「究極のウォーキング」です。体にできるだけいい作用をもたらすように、「歩く」という運動をとことん突き詰めた〝究極のかたち〟だといっていいでしょう。

そして、この究極のウォーキングを基本にしつつ、普段の生活シーンでもしっかり歩き続けていけば、わたしたちはこうした健康効果の力を存分に引き出していくことができるのです。

これまで述べてきたように、日々正しく歩いて、日々正しく歯車を回していれば、おのずと体のいろいろな歯車がうまく回っていくようになります。関節という歯車はもちろんですが、血流もうまく回っていくようになりますし、内臓の歯車や脳の歯車もうまく回っていくようになります。きっと、わたしたち人間が健康になる力は、こうした歯車が回り出すとともに、どんどん大きくなっていくものなのではないでしょうか。

ですから、みなさんもウォーキングによって体の歯車を回し、健康の歯車を回していきましょう。腰痛にもひざ痛にも悩まされることなく、長い一生を元気に生きていくのに十分な健康効果を引き出していくようにしていきましょう。

そして、痛みや不調に煩わされることなく、いつまでも健やかに人生を歩いていこうではありませんか。

第5章

一生歩ける足腰をつくる「腰とひざの関節ケア」7つのコツ

◎関節という歯車を回すには、日々のメンテナンスが肝心

歯車をなめらかに回すのにはメンテナンスが必要です。

古い作業機械なども、日々歯車に油をさして大事に使っていけば、錆びついて故障したり動きが悪くなったりすることもなく、びっくりするくらい長い年数をコツコツ働き続けます。

関節という歯車もこれと同じ。腰痛やひざ痛などにならずに、いつまでもスムーズに歯車を回していくには、日々「関節ケア」というメンテナンスを行っていく必要があるのです。

私は、**人の体の動きの若々しさは、普段から関節ケアを行っているかいないかで決まってくる**と思っています。

関節ケアを行っていなければ、腰やひざの歯車を早くに錆びつかせ、そのうちに痛みという悲鳴を上げるようになって、どんどん体を動かせなくなっていってしまうこ

とでしょう。一方、関節ケアを行っていれば、腰やひざの歯車をなめらかにキープすることができ、いつまでも若々しい体の動きを維持していくことができるでしょう。

また、関節ウォーキングの調子も、関節ケアを行っているのといないのとでは大きく違ってきます。

日々の関節ケアは、歯車のすべりをよくする潤滑油のようなもの。関節ケアを行っていないと、油切れになって体の動きが悪くなり、思うようなウォーキングができなくなることもあるかもしれません。でも、関節ケアを行って油をさしていれば、すべての歯車がなめらかに回って各関節の力が引き出され、流れるようなスムーズさでウォーキングができるようになるのです。

ですから、普段から怠ることなくメンテナンスをしてください。

この最終章では、私のおすすめの関節ケアを7つほど紹介していくことにします。ぜひみなさん、関節ウォーキングと平行して行って、関節という歯車をいつまでもなめらかに回していくようにしましょう。

①腰のテニスボール・ケア

先にも述べたように、骨盤の仙腸関節は体の荷重を受け止めるクッションの役割を果たしています。

仙腸関節は全身の各歯車をスムーズに回すための要となる存在。腰の腰椎もひざの関節も、仙腸関節のクッションが正常に機能していれば、過重なプレッシャーを感じることもなくなめらかに回り続けていくことができるのです。

ですから、腰やひざを守るためにも、わたしたちは普段から仙腸関節をケアしてその動きをよくしておかなくてはなりません。仙腸関節の正常可動域をキープすることは、もっとも重要な関節ケアであり、腰痛やひざ痛を予防するには必須のケアだといえるでしょう。

では、仙腸関節の具体的なケア方法を紹介しましょう。

まずは、硬式テニスボールをふたつ用意してください。そして、このふたつのテニスボールをつなげて、ガムテープなどを巻いてずれないようにしっかり固定しましょう。この際、透明のテープを使用すると、見た目もきれいに仕上げることができるはずです。

これで準備は完了です。

ケアを行う際は、お尻の仙腸関節の部分にふたつのテニスボールを当てて、そのまま仰向けに体を横たえます。このとき、必ず畳やフローリングなどの硬くて平らな床の上で仰向けになるようにしてください。ふとんやベッドなどの上では効果を上げることができないので注意しましょう。それと、枕は使わずに寝そべるようにしてください。

きっと、体の重みがボールに載ると、関節部分に圧がかかってイタ気持ちいいような刺激を感じるはずです。これは仙腸関節が刺激されてゆるんできている証拠。もし痛すぎる場合は、両ひざを曲げて、腰を少し上げて刺激の強さを調整しても構いません。ボールに腰を載せたまま、リラックスして1〜3分ほどその姿勢をキープするようにしましょう。

以上でケアは終了です。

なお、このケアを行う際は、ボールを当てる仙腸関節の位置を間違わないようにご注意ください。仙腸関節を探すには、もう1個テニスボールを準備しておくと便利です。まず、お尻の割れ目の上にある「尾骨の出っ張り部分」に1個のテニスボールをあてがいます。そして、その上に逆三角形になるように2個つなげたテニスボールをセットしてください。そうすれば、ちょうど2個のボールが仙腸関節に当たる位置に来るはずです。

私はこの「腰のテニスボール・ケア」を朝の起床後と夜の就寝前に1回ずつ行うのをおすすめしています。また、関節ウォーキングをする前に、このケアを行うのを習慣にするのもいいと思います。ただ、あまりやりすぎるのもよくないので、1回3分以内、1日3回までを守るようにしてください。

とにかく、日々習慣として続けていれば、仙腸関節のコンディションを良好にキープしていくことができるのです。これを行うか行わないかで、腰痛やひざ痛のリスクは非常に大きく変わってきます。みなさん、ケアを怠ることなく継続していくようにしましょう。

腰のテニスボール・ケア

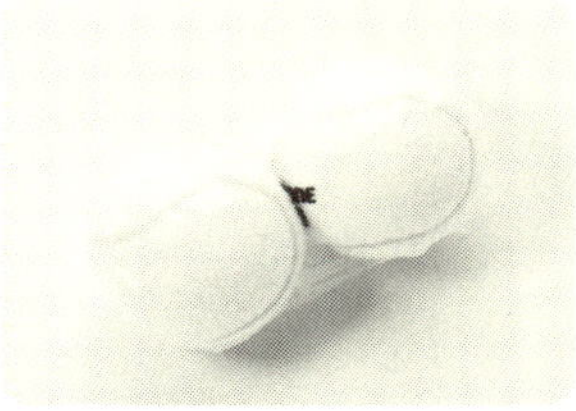

〈使うもの〉
テープでつなげた
２個のテニスボール

→

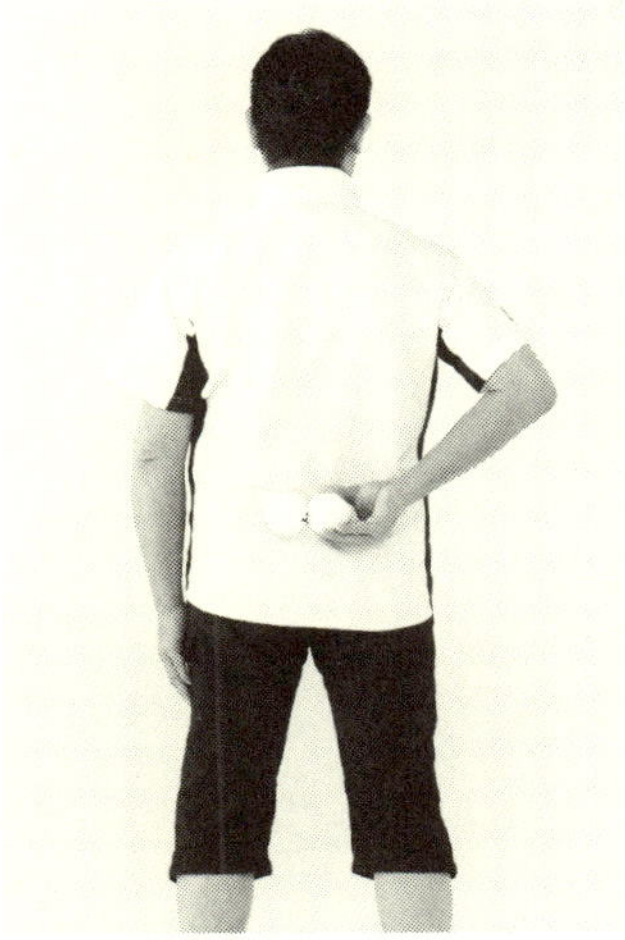

仙腸関節にボールを当てる

↓

１回１～３分
１日３回まで

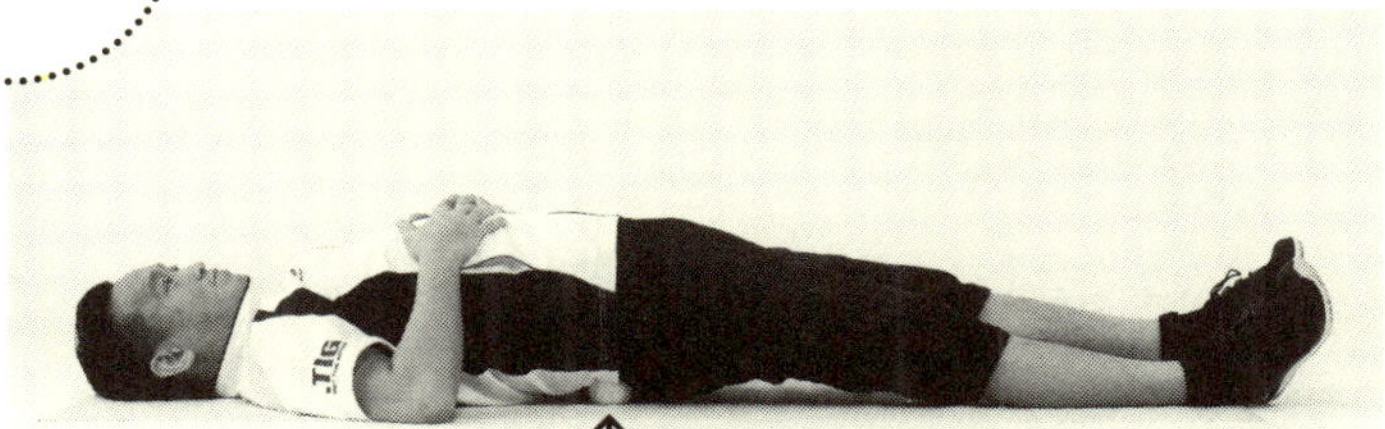

↑
ボール

ボールを当てたまま仰向けになる

②背中のテニスボール・ケア

テニスボール・ケアは、仙腸関節だけではなく、背中、首、ひざにも行うことによって、よりいっそうの効果を発揮します。

順に説明していきましょう。

「背中のテニスボール・ケア」では、2カ所にボールを当てていきます。

1カ所目は胸椎と腰椎の境目の箇所です。前の項目で紹介した「2個つなげたテニスボール」を背中の真ん中の部分に当ててください。この部分は「胸腰椎移行部《きょうようついいこうぶ》」と呼ばれていて、ちょうど、体の前側のいちばん下の肋骨のラインを背中側へなぞっていった辺りとなります。なかなか治りにくい腰痛に効果を示します。

ボールを当てたら、仙腸関節の場合と同様、1~3分仰向けになりましょう。ボールの圧力が背中回りの筋肉をほぐし、ハリやこりの解消につながるはずです。

背中のテニスボール・ケア

●背中中央バージョン

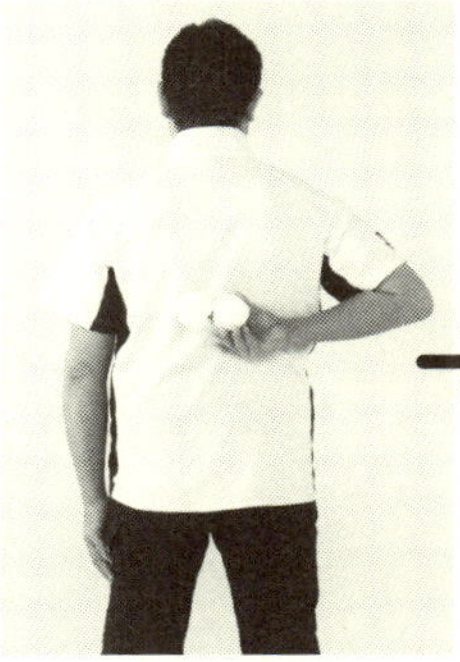

胸椎と腰椎の境目の
部分にテープで
つなげた2個の
テニスボールを当てる

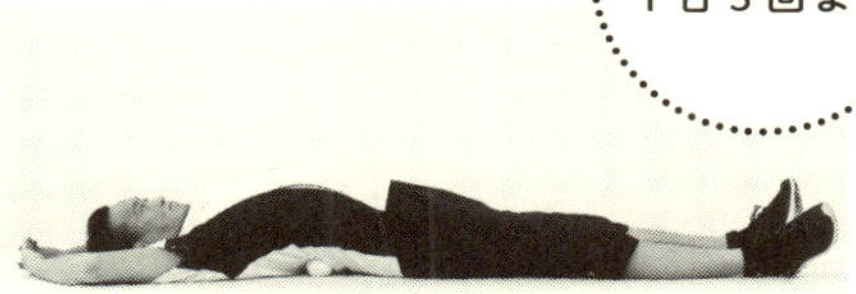

1回1～3分
1日3回まで

ボールを当てたまま仰向けになる

●肩甲骨バージョン

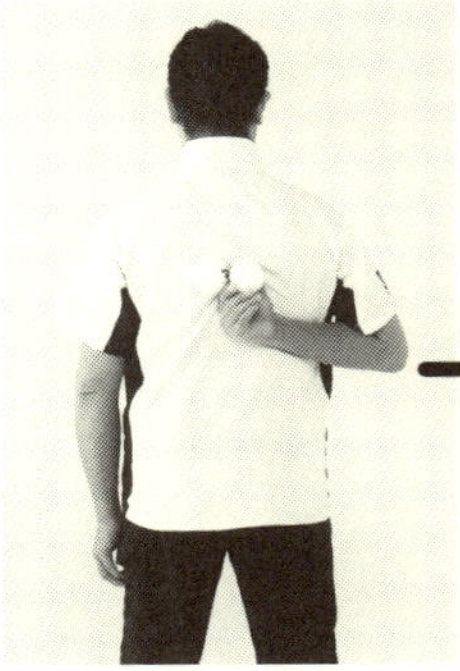

肩甲骨中央に
ボールを当てる

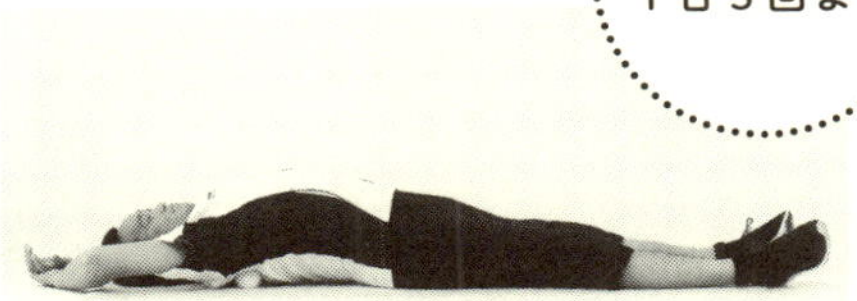

1回1～3分
1日3回まで

ボールを当てたまま仰向けになる

2カ所目は肩甲骨です。やはり「2個つなげたテニスボール」を肩甲骨の中央、ちょうど胸側の乳首の高さにセットしてください。そのうえで1～3分仰向けになります。このケアを行うと、肩甲骨回りの筋肉がほぐされて肩や背中のこりが解消し、肩の動きもグッとよくなります。おそらく、ねこ背の人や背中のこりが強い人は、背負っていた鉄板がほぐれていくような心地よさを感じるはずです。

なかには、仰向けになった際にバキバキとかポキポキとかといった音がする人もいることでしょう。しかし、それはコリコリに固まっていた胸椎や肩甲骨が「本来あるべき場所」に引き戻されている証拠。これにより、背骨という「柱」についた前寄り重心のクセを後ろへシフトしていくことができるわけです。

なお、どちらの場合も、「硬い床の上で行う」「枕はしない」「1日3回までにする」といった約束事は「腰のテニスボール・ケア」と同じです。

腰のテニスボール・ケアが骨盤という「土台のケア」だとすれば、背中のテニスボール・ケアは背骨という「柱のケア」のようなもの。「土台」と「柱」はわたしたちの関節をスムーズに動かしていくための屋台骨です。ぜひセットにしてケアをしていくようにしましょう。

③ひざのテニスボール・ケア

次は「ひざのテニスボール・ケア」です。ひざの場合は1個の硬式テニスボールを使用します。

まず、テニスボールをひざの裏側に挟みます。この際、できるだけ奥のほうにボールを入れ込むようにしてください。そして、仰向けになって、両手で足を抱え込みながら、ボールをギューッと潰すような要領でひざを曲げていくのです。そのうえで〝イタ気持ちいい〟と感じるポイントに来たら、そこで30秒キープ。これを左右両ひざに行うようにしてください。行う回数は、左右1セットを1日3回までが目安となります。

このケアを行うと、てこの原理によるボールの圧力が働いて、ひざ関節内のすき間を広げていくことができます。

そもそも、ひざ痛というものは、軟骨と軟骨とがぶつかり合うほどに関節のすき間が狭くなってしまったために起こる現象です。このため、関節内を広げるケアは、痛みの解消にたいへん効果的。初期や中期のひざ痛であれば、このテニスボール・ケアを行うだけで痛みが解消してしまうこともあります。私の患者さんにも〝テニスボール・ケアで、ウソのように痛みが消えた〟〝まさかこんなに効果があるとは思わなかった〟と驚く方が大勢いらっしゃいます。

ですから、ひざ痛持ちの方はぜひとも習慣にしてください。

また、このケアを行っていると、固まっていたひざ関節組織がやわらかくなって、ひざの動きがよくなるようになります。関節ウォーキングをする前にケアを行うようにすれば、よりしっかりとひざを曲げ伸ばししながら歩くことができるようになるはずです。さらに、ひざ関節内のバランスやゆがみも矯正されるため、O脚やX脚の改善にもつながります。続けていれば、スッとまっすぐ伸びたきれいな足をつくることにも役立つでしょう。

だから、ひざ痛持ちの方だけでなく、「いまはひざに痛みはない」という方も予防のために行うようにしてください。きっと、日々継続していれば、一生歩けるひざをキープしていけることでしょう。

ひざのテニスボール・ケア

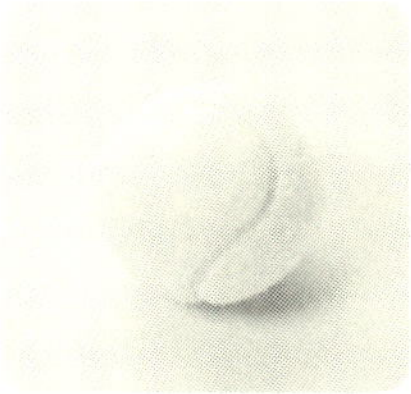

〈使うもの〉
テニスボール1個

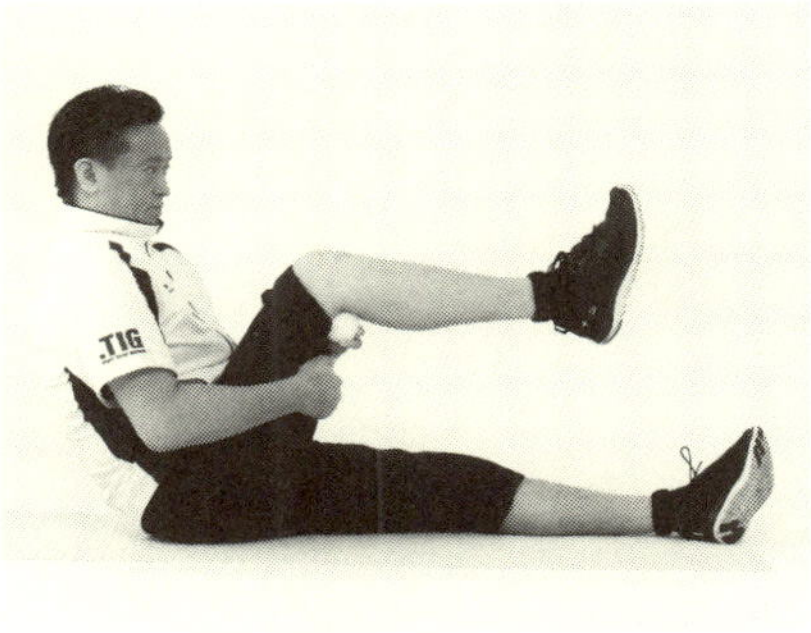

ひざの裏にボールを当てる

1回30秒
左右1セット
1日3回まで

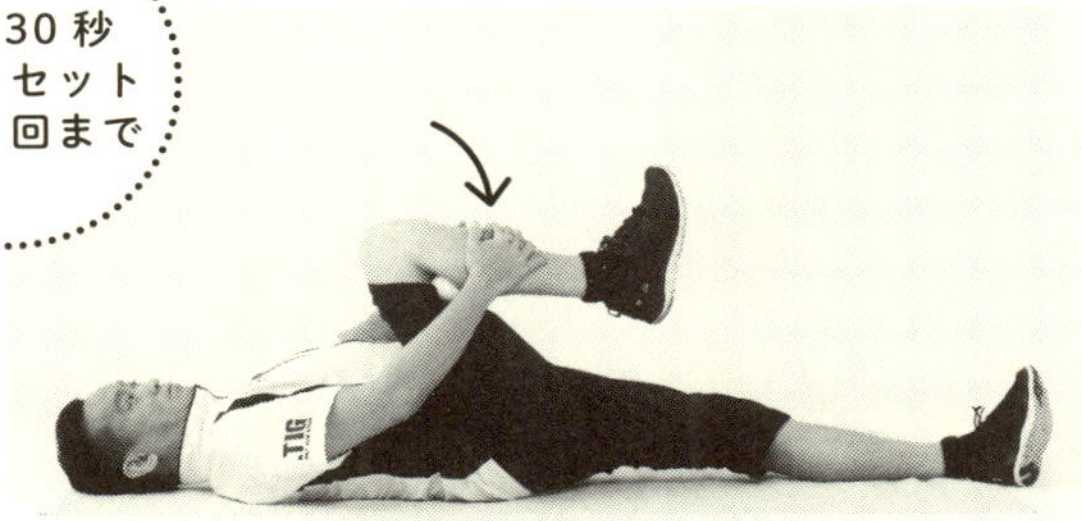

仰向けになり、ひざを抱きかかえる

④首のテニスボール・ケア&あご押し体操

トータル的な関節ケアを目指すのであれば、「首のテニスボール・ケア」も欠かせません。

前にも説明したように、頭は全体重の10パーセントもの重みがあり、これを支えている頸椎には、常に大きな負担がかかり続けています。

それに、頸椎が疲れてくると、だんだん頭が前に出てくるようになります。頭が前に出ると、ストレートネックが進みやすくなり、頸椎により大きな負担がかかるようになります。また、頭が前に出ると、全身の荷重バランスが失われ、姿勢が崩れ、背骨に負担がかかって腰椎にも大きな悪影響がもたらされることになります。このように腰痛トラブルは、首を疲れさせてしまうことからスタートすると言っても過言ではありません。

ですから、首の頸椎関節にも日ごろからケアを行っていくといいのです。

首のケアも、腰や背中と同様に「2個つなげたテニスボール」を使用します。まず、テニスボールを「頭と首の境目の関節」に当ててください。この「境目」は、後頭骨のすぐ下のやわらかい部分に相当します。そして、ここにボールを当てたまま硬い床の上に仰向けになり、その状態を1～3分キープしましょう。

この際、ボールの位置がずれないように、ボールと肩の間に雑誌や薄い本などを置いて滑り止めにしてください。また、ボールの力は頭の「ひたい方向」に感じられるのがベスト。その方向が〝イタ気持ちいい〟と感じられるような角度にボールの位置を調整するといいでしょう。それと、首の場合も腰や背中と同様に、1回3分以内、1日3回までを守るようにしてください。

おそらく、このケアを行うと、これだけで首や肩のこりやハリがとれてすっきりするはずです。首のテニスボール・ケアは、言わば頸椎のクッション性を高めるケア。「頭と首の境目の関節」は、頭の重みによってとくに狭くなりやすい部分であり、ここをボールでゆるめて広げていくと、頸椎のしなやかさが戻ってきて、首・肩の筋肉緊張がとれるようになるんですね。

なお、「頭と首の境目の関節」がゆるんでくると、頭痛、めまい、耳鳴り、吐き気、のぼせといった不調がてきめんに解消する場合が少なくありません。首は数多くの神経が縦横に走っている部分であり、頸椎の負担が軽くなり周辺筋肉の緊張がほぐれると、神経の圧迫が解消されて不調が改善することが多いのです。実際に、私の治療院ではたいへん多くの患者さんが、首のテニスボール・ケアを行うことで長年の不調から解放されています。

みなさんも、関節ケアだけでなく、肩こりや頭痛、めまいなどの不調を解消させるためにも、このケアを習慣にしていくといいでしょう。

それと、もうひとつ首のケアに関しておすすめの体操を紹介しておきましょう。

何度も申し上げているように、人間の頭はたいへん重く、普段から頭を前に出していると、頸椎から腰椎までつらなる「柱」に過重な負担をかけることになってしまいます。

ですから、日ごろから「頭を後ろへシフトするクセ」をつけておくことが大切。そのためのエクササイズが「あご押し体操」です。

首のテニスボール・ケア

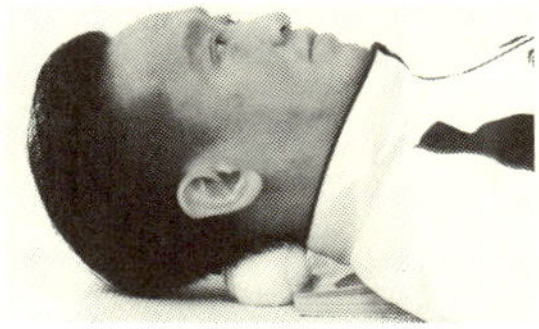

ボールがずれないように本や雑誌をストッパーにする

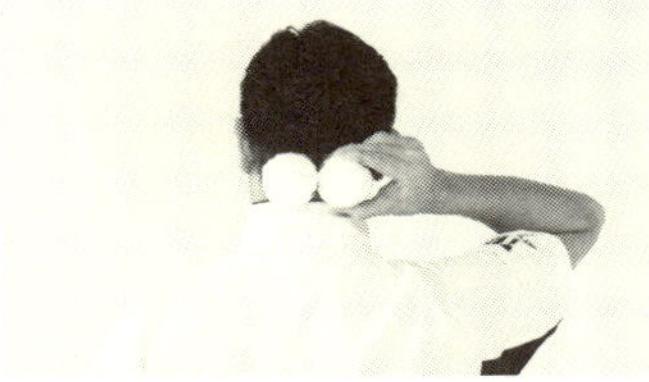

頭と首の境目にボールを当てる

↓

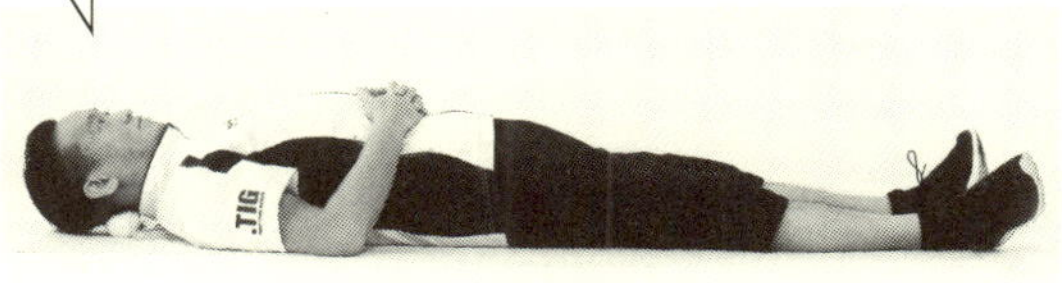

ボールを当てたまま仰向けになる

あご押し体操

❶首を前に出す

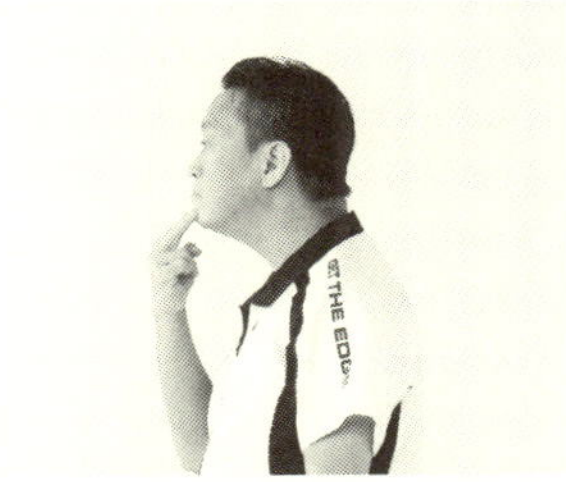

体の位置は動かさずに、できるだけ首を前方向に出す。

❷あごを水平に押し込む

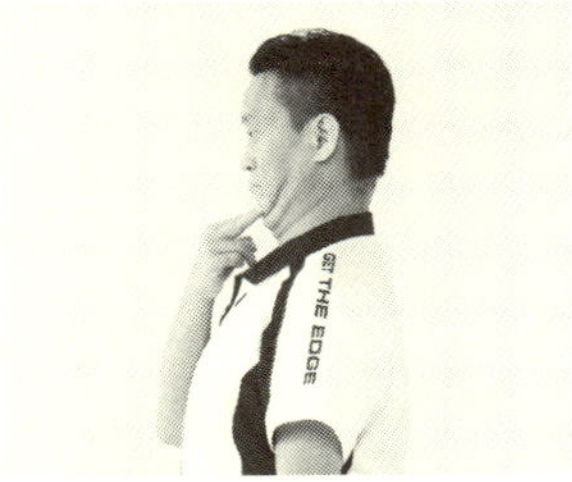

あごに手を当てて指で押し、首ごと後ろへ水平にスライドさせる。頸椎の下のほうを動かすイメージで。❶と❷を2～3回繰り返す。

やり方はじつに簡単です。179ページの下の写真のように、あごの先端に指を当てて、押したり引いたりを繰り返すだけ。この際、あらかじめ頭を前方へ大きく出しておいて、そのあと、首ごと水平にスライドさせる要領で、あごをグッと押し込むようにするといいでしょう。

この体操は時と場所選ばずにできるので、いつでも気づいたときに行うようにしてください。習慣的に行っていれば、頭を後ろへシフトして、いつも正しいポジションにセットするクセがついてくるはずです。

なお、この「あご押し体操」は、ストレートネックの解消にもたいへん効果的です。ストレートネックになると頸椎のカーブが失われて頭が前に出がちになり、首に大きな負担をかけることになります。でも、日ごろからこの体操を行って首を動かしていると、だんだん頸椎がしなやかに動くようになり、元来のカーブが戻ってくるようになるのです。

とりわけ、近年はスマホやパソコンの操作で長時間うつむき姿勢をとる人が多く、ストレートネックや頸椎トラブルに悩む人が非常に増えてきています。心当たりのある方は、ぜひこの「あご押し体操」を習慣にするといいでしょう。

⑤骨盤を立てて座る

「座る」という動作は、けっこう関節に負担をかける行動です。「前かがみで椅子に座っているとき」は、「まっすぐ立っているとき」に比べて腰椎に1・85倍もの負担がかかっているとされています。

このため私は、座り方を意識して正していくことは、重要な関節ケアのひとつだと考えています。

では、「いい座り方」と「悪い座り方」の違いはいったいどこにあるのか。みなさんはおわかりでしょうか。

その答えは、「骨盤を立てているか／骨盤を寝かしているか」の違いです。

まず、「悪い座り方」から説明しましょう。

たとえば、ふかふかのやわらかいソファでくつろいだり、長時間ねこ背でパソコンを打っていたりしているときの状態を頭に描いてみてください。体が丸まり、腰椎が大きく湾曲して、骨盤が横に傾いた角度になってしまっていますよね。こういうふうに、骨盤を寝かした座り方を続けるのがよくないのです。

こうした姿勢をとり続けていると、その間じゅうずっと腰椎に上体の荷重負担がかかり続けることになります。これは、腰椎という「柱」を自分で痛めつけているようなもの。日常的にこういう座り方をしていたら、いずれ腰痛に苦しむハメになるのは目に見えています。

ですから、普段から意識してこのような悪い座り方を避けるようにしていくべき。やわらかいソファでくつろぐのは気持ちのいいものですが、こういうラクな姿勢は関節にとっては非常に大きな負担になるものなのです。

まあ、私もソファでくつろぐのをまったくダメとは言いません。でも、腰をはじめとした関節の健康を考えるのであれば、ソファに座るのは、せいぜい30分～1時間程度にとどめておいたほうがいいのではないでしょうか。


一方、「いい座り方」は、骨盤を垂直に立てた座り姿勢です。

骨盤を立てて座っていると、骨盤という「土台」の上に、背骨という「柱」がまっすぐ載るかたちになります。すると、上体の重みを骨盤という「土台」でしっかり支えられるようになり、腰椎をはじめとした「柱」にかかる負担が最小限で済むことになるのです。

なお、こういう正しい座り方をするには、イスになるべく深く腰掛けて、あごを引き、背筋にぐっと力を込めなくてはなりません。そうすれば、自然に骨盤が立って、背すじも伸びます。

もっとも、背筋に長く力を込め続けているとだんだん疲れてきてしまうので、この正しい座り姿勢はなかなか長時間維持することができません。ですから、長い時間座って作業をするような場合は、20分か30分ごとに席を立ち、軽く体を伸ばして背筋を休ませてあげるようにするといいでしょう。そうやって小まめに背筋をリセットしながら作業をするようにしていけば、骨盤を立てた正しい座り姿勢を長く維持していくことができるはずです。

とにかく、関節という歯車をいつまでもスムーズに回していくには、「座る」という日常行為をいかに関節に負担をかけずに行うかが大きなカギとなります。ぜひみなさん、日々意識して座るように心がけ、関節をいたわっていくようにしてください。

⑥30分以上座り続けない

私は「長い時間座り続けないこと」も、とても重要な関節ケアのひとつだと思っています。

先にも述べたように、人間の骨格や関節の構造は、長く座り続けるのには向いていません。決して脅かすわけではありませんが、それにもかかわらず毎日のように長時間座り続けているみなさんは、いずれ腰やひざなどの関節トラブルに見舞われるのを覚悟しておいたほうがいいでしょう。

おそらく、〝仕事なんだからしょうがないじゃないか〟という方も大勢いらっしゃると思います。車を運転する仕事やデスクワークなどで座り続けなくてはならない場合もあるでしょう。そういう方は、せめて「30分以上座り続けないこと」を目指すようにしてください。それを心がけるだけでも、関節に対する負担はかなり減らすことができます。

席を立つのは30秒でも1分でも構いません。前の項目でも述べたように、ほんのわずかな時間でも、その辺を歩いたり軽くストレッチをしたりしていれば、背筋などの腰の筋肉もほぐれますし、腰椎などの関節にもそれほど疲れはたまりません。ですから、30分に一度、足腰の歯車を軽く回しておくというくらいのつもりで席を立つようにするといいでしょう。

なお、最近の世界各国の科学研究では、「座っている時間が長いほど寿命が短くなる」「1日に6時間以上座っている人は、3時間の人に比べて死亡リスクが大幅に高まる」「毎日長時間座っていると生活習慣病になる危険性が大きく高まる」といったリポートも上がってきています。

みなさん、「座ること」は体に悪いのです。

インターネットが普及して便利になったいまの世の中では、何時間も座り続けて平気な顔をしている人がめずらしくなくなってきました。でも、それでは関節は錆びつき、体は痛んでいく一方となってしまうでしょう。このままではいけません。歯車を錆びつかせないためにも。意識して席を立って、できるだけ2本の足で歩くようにしていきましょう。

⑦お風呂での「腰伸ばし」と「ひざストレッチ」

お風呂という空間は、関節ケアにもってこいの場なのではないでしょうか。私はそう思っています。

関節という器官は、温まると動きがよくなります。日ごろは痛くて思うように動いてくれない関節も、お風呂でよく温まった状態ならばスムーズに動いてくれるものです。腰痛もお風呂でよく温まるとやわらぎますし、ひざが痛い人もお風呂の中でならラクに動かすことができます。どうせなら、バスタイムを利用して腰やひざの関節をじっくりケアしてみてはいかがでしょうか。

なかでも私がおすすめしたいのは、お風呂での「腰伸ばし」と「ひざストレッチ」です。

「腰伸ばし」は、127ページで紹介した「オットセイ体操」の要領で、湯船の中で腰を大きく反らせていくストレッチです。浴槽のふちにつかまりながらこのように腰を反らせると、腰回りの筋肉がほぐれ、腰椎や椎間板を「後ろ寄りの重心」にシフトしていくことができます。湯船でよく温まった状態でこの体勢をとると、とりわけこうした効果が得られやすいのです。

うつ伏せになって腰を反らせるのは、横長タイプのお風呂でしかできませんが、箱型の狭いお風呂の場合は、座って温まりながら、グッと腰を反らせるだけでも構いません。いずれの場合も、お風呂のなかでなら、30秒ほど腰を反らせているだけでも十分。きっと、入浴時の日課にしていれば、腰のコンディションをいい状態にキープしていくのに役立つことでしょう。

また、「ひざストレッチ」のほうは、湯船のなかでひざを繰り返し曲げ伸ばしするストレッチです。まず、お尻を浴槽の底につけて、ひざをまっすぐ伸ばしていきます。この際、上からひざ頭を押して伸ばしてもいいでしょう。次に、ひざを曲げていき、手でひざを抱えるようにしながら、かかとがお尻につくくらい十分に曲げ切ります。これを左右とも数回繰り返すのです。

お風呂のなかは浮力によって負担が3分の1になるので、きっと、ひざ痛の方もラクに曲げ伸ばしをすることができるはずです。私の患者さんにもこの「ひざストレッ

●お風呂で腰伸ばし

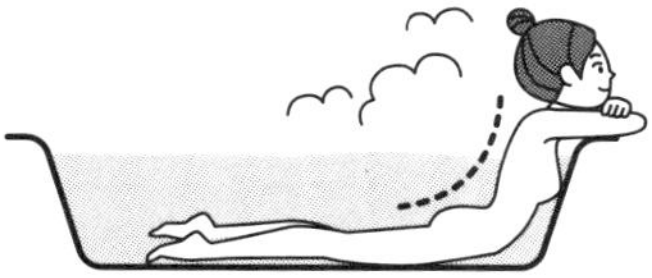

127ページの「オットセイ体操」の要領で

●お風呂でひざストレッチ

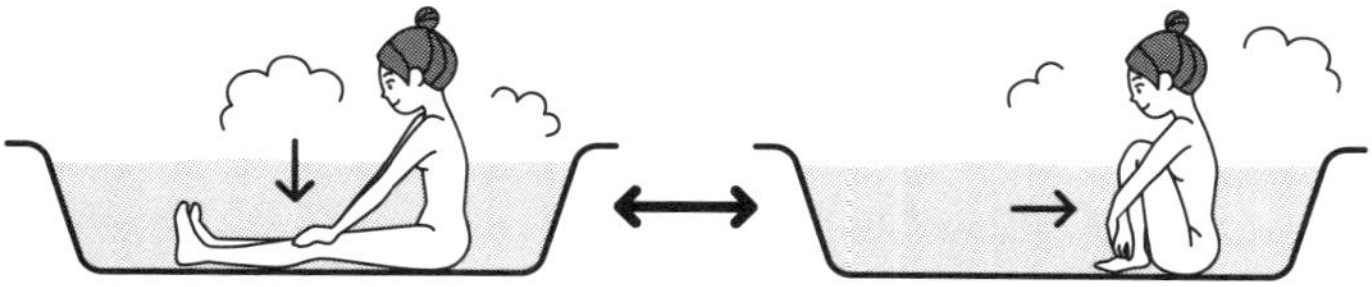

湯船の中でひざを繰り返し曲げ伸ばし

●浴槽内正座

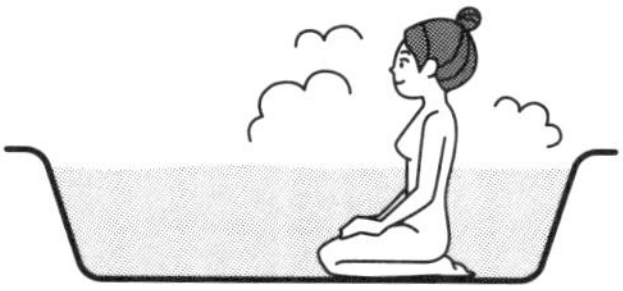

30秒間正座を数回繰り返す

チ」を毎日欠かさず行ってひざ痛を克服した方がいらっしゃいます。お悩みの方はぜひ習慣にするようにしてください。

なお、このひざの曲げ伸ばしも、横長のタイプのお風呂でないとできません。箱型のお風呂の場合は、代わりに「浴槽内正座」を行うのを習慣にしていくことをおすすめします。これは、十分に体が温まったら、湯船の中で30秒間正座をし、その後いったん足を崩し、また30秒間正座をするというもの。これを数回にわたって繰り返すのです。

ひざ痛持ちの人には、正座がつらいという人が少なくありませんが、浮力のある湯船のなかならひざに負担をかけずに座ることができるはずです。きっと、この「浴槽内正座」を毎日行っていれば、ひざ関節の癒着が着実にとれてきて、ラクに曲げ伸ばしをすることができるようになってくることでしょう。これをやっていたおかげで「正座ができるようになった」という方もいらっしゃいます。

とにかく、お風呂はほぼ毎日入るものですから、継続的に関節をケアしていくのにはうってつけなのです。リラックスして体を温めて過ごすだけではもったいない。ぜひ、関節という歯車をいたわるようなつもりで「お風呂ケア」を行うようにしていくといいでしょう。

ただし、あまりストレッチに熱を入れすぎてのぼせないようにご注意ください。お風呂のお湯はあまり熱くせず、39度くらいの少しぬるめに設定するのがベスト。湯船につかる時間は10～15分程度にして、その範囲のなかで効率よく関節をケアしていくといいでしょう。

それと、お風呂から上がった後は、湯冷めをしないように気をつけてください。せっかくお風呂で歯車の回りをよくしても、冷やしてしまったら意味がありません。関節はいつも温めておくべきもの。お風呂から出たら、よく髪を乾かして、体がポカポカしているうちに寝床へ向かうことをおすすめします。

そして、関節が温まっているうちに、腰、背中、首、ひざなどにテニスボール・ケアを行ったうえでふとんに入るようにすればカンペキ。きっと、翌日は全身の歯車をスムーズに回しながら、気持ちよくウォーキングをすることができるのではないでしょうか。

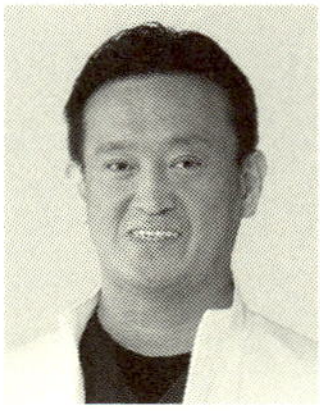

酒井慎太郎（さかい・しんたろう）

さかいクリニックグループ代表。千葉ロッテマリーンズオフィシャルメディカルアドバイザー。中央医療学園専門学校特別講師。柔道整復師。整形外科や腰痛専門病院、プロサッカーチームの臨床スタッフとしての経験を生かし、腰痛やスポーツ障害の施術を得意とする。解剖実習をもとに考案した「関節包内矯正」を中心に、難治の腰痛やひざ痛の施術を1日170件以上行っている。多くのメディアで「神の手を持つ治療家」として紹介され、『腰痛は99％完治する』『肩こり・首痛は99％完治する』『ひざ痛は99％完治する』（以上、幻冬舎刊）など著書も多数。

関節《かんせつ》ウォーキングで腰痛《ようつう》・ひざ痛《つう》が消《き》えた！

印刷　2016年4月1日
発行　2016年4月15日

著　者　酒井慎太郎《さかいしんたろう》

発行人　黒川昭良
発行所　毎日新聞出版
〒102-0074 東京都千代田区九段南1-6-17　千代田会館5F
営業本部　03-6265-6941
図書第二編集部　03-6265-6746

ブックデザイン・イラスト　ISSHIKI
校　正　有賀喜久子
撮　影　引田匡史
編集協力　高橋明
印　刷　中央精版
製　本　大口製本

ISBN978-4-620-32378-7